ALAIN DE BOTTON es el autor de una serie de libros que tratan de aportar luz sobre los grandes retos de nuestras vidas. Sus libros se han vendido en treinta y cinco países y muchos han sido récords de ventas internacionales, incluyendo *How Proust Can Change Your Life*, *Essays in Love* y *The Art of Travel*. Es fundador de dos empresas sociales, la primera de las cuales fomenta la arquitectura, Living Architecture (www.living-architecture.co.uk), que reúne a los mejores arquitectos para diseñar casas de veraneo que pueda alquilar todo el mundo. La segunda empresa es The School of Life, para la cual se ha diseñado esta serie.

THE SCHOOL OF LIFE se dedica a plantear los grandes interrogantes de la vida: «¿Cómo desarrollar nuestro potencial?; ¿Puede nuestro trabajo ser inspirador?; ¿Por qué importa la comunidad?; ¿Pueden las relaciones durar para siempre?» No tenemos todas las respuestas, pero te propondremos una variedad de ideas útiles —de la filosofía a la literatura, de la psicología a las artes visuales— que te resultarán estimulantes, provocadoras, sugerentes y consoladoras.

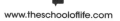

Cómo Pensar
Más en el Sexo
Alain de Botton

GRUPO ZETA

Barcelona • Madrid • Bogotá • Buenos Aires • Caracas • México D.F. • Miami • Montevideo • Santiago de Chile

Título original: *How to Think More about Sex*
Traducción: Pablo M. Migliozzi
1.ª edición: junio 2012

© The School of Life 2012
  www.panmacmillan.com

El derecho de Alain de Botton a ser reconocido como autor
de esta obra ha sido declarado por él de acuerdo con la
Ley de Derechos de Autor, Diseño y Patentes de 1988.
Los agradecimientos de imágenes de las páginas 158-159
constituyen una extensión de esta página de créditos.

Se ha intentado por todos los medios contactar con los poseedores
de derechos de autor del material reproducido en este libro. Si alguno
ha sido pasado por alto de forma inadvertida, el editor estará encantado
de hacer la restitución lo antes posible.

Se han ficcionalizado los estudios de casos, salvo en aquellos
en los cuales el autor es el sujeto, y se han cambiado los nombres
para proteger las identidades de las personas implicadas.

Diseño de cubierta: Marcia Mihotich
Diseño de interior: seagulls.net

© Ediciones B, S. A., 2012
  Consell de Cent, 425-427 - 08009 Barcelona (España)
  www.edicionesb.com

Printed in Spain
ISBN: 978-84-666-2374-2
Depósito legal: B. 15.258-2012

Impreso por EGEDSA

Índice

I. Introducción

I.

Es raro pasar por esta vida sin sentir (generalmente con cierto dolor inconfesable, quizás al final de una relación, o cuando estamos tumbados en la cama junto a nuestra pareja sin poder dormir) que somos un poco extraños en relación con el sexo. En el fondo tenemos la dolorosa impresión de que es un campo con el que no estamos familiarizados. A pesar de ser uno de los aspectos más privados de la vida, la actividad sexual está rodeada de ideas preconcebidas y socialmente compartidas que determinan cómo debe la gente normal relacionarse con el sexo.

Sin embargo, la mayoría estamos lejos de ser normales en materia de sexo. Casi todos padecemos sentimientos de culpabilidad y neurosis, fobias y deseos inquietantes, indiferencia y disgustos. Ninguno de nosotros se relaciona con el sexo en la manera que se supone adecuada, alegre y relajadamente, sin obsesiones, con la debida frecuencia y la actitud serena que proporciona el hecho de no torturarnos pensando que los demás están mejor dotados. En general sexualmente no entraríamos en lo que se considera normal... aunque ello solo es así si partimos de ciertas nociones bastante distorsionadas de la normalidad.

Teniendo en cuenta que lo más común es sentirse extraño, es de lamentar con qué poca frecuencia la realidad de la vida sexual sale a la luz. En su mayor parte, lo que nos ocurre con el sexo es imposible de comunicar a aquellas personas cuya opinión más nos importa. Los hombres y mujeres enamorados tienden a evitar compartir sus deseos, sobre todo por temor a provocar un disgusto intolerable a su pareja. Puede que nos resulte más fácil la idea de morir sin haber tenido determinadas conversaciones.

La prioridad de un libro de filosofía acerca del sexo parece evidente. No se trata de enseñarnos a mantener relaciones sexuales con mayor intensidad y frecuencia, sino más bien de sugerir a través de un lenguaje compartido la manera de empezar a sentirnos menos extraños con el sexo que anhelamos tener o que procuramos evitar.

2.

Cualquier incomodidad que nos provoque el sexo se ve agravada por la idea de estar viviendo en una época de liberación sexual. Como consecuencia, esto nos obliga a considerar que el sexo es un asunto sin ambigüedades ni complicaciones.

El relato habitual que acompaña a nuestra liberación dice algo así: durante miles de años, debido a una perversa combinación de fanatismo religioso y normas sociales pedantes, en todo el mundo la gente vivió afligida por un innecesario sentido de culpabilidad en relación con el sexo. Estaban convencidos de que se les caerían las manos si se masturbaban. Creían que los quemarían vivos si miraban con deseo el tobillo de una mujer. No tenían ni idea de lo que era una erección o un clítoris. Una situación ridícula.

Luego, entre la Primera Guerra Mundial y el lanzamiento del *Sputnik 1*, las cosas cambiaron para bien. Finalmente las personas empezaron a llevar bikinis, a admitir que se masturbaban, a mencionar el sexo oral en un contexto social, a mirar películas porno y a sentirse muy cómodas con un asunto que, inexplicablemente, había sido el origen de una frustración neurótica innecesaria durante gran parte de la historia de la humanidad. Mantener relaciones sexuales con confianza y felicidad se volvió algo tan común en la era moderna como lo habían sido el temor y la culpa en otros tiempos. El sexo comenzó a ser percibido como un pasatiempo útil, estimulante y físicamente revitalizante, un poco como el tenis. Una actividad que todo el mundo debería practicar con la mayor frecuencia posible para aliviar el estrés de la vida moderna.

Aunque este relato de ilustración y progreso resulta muy halagador para nuestro intelecto y nuestra sensibilidad laica, prescinde de un hecho ineludible: el sexo no es algo de lo que podamos librarnos tan fácilmente. Si nos ha perturbado durante miles de años no es por mera casualidad. Los preceptos religiosos restrictivos y los tabúes sociales se apoyan en aspectos de nuestra naturaleza que no pueden ser suprimidos. El sexo nos perturba porque, básicamente, se trata de una fuerza demencial, abrumadora e inquietante que está reñida con la mayoría de nuestras ambiciones y resulta imposible integrarla discretamente en la sociedad civilizada.

Por más que nos esforcemos en despojarlo de estas peculiaridades, el sexo nunca será la actividad fácil y agradable que desearíamos. No es democrático ni considerado; más bien está vinculado con la crueldad, la transgresión y el deseo de humillar y subyugar. Se niega a contentarse con el amor, tal y como socialmente se espera. Aunque intentemos domesticarlo, el sexo muestra una obstinada tendencia a provocar descalabros en nuestra vida: acaba con nuestras relaciones, amenaza nuestra productividad y nos obliga a quedarnos en las discotecas hasta muy tarde hablando con personas que no nos caen bien pero a las que sin embargo deseamos tocar. El sexo mantiene un conflicto absurdo, y tal vez sin solución posible, con algunos de nuestros más elevados propósitos y valores. No es de sorprender que la mayoría de las veces tengamos que reprimir sus demandas. Deberíamos aceptar que el sexo es en sí mismo algo más bien extraño, en lugar de culparnos por no responder de una manera más normal a sus complicados impulsos.

Esto no significa que no podamos aprender más sobre el sexo. Simplemente deberíamos asumir que nunca superaremos del todo las dificultades que interpone en nuestro camino. Nuestra mayor esperanza es que algún día seamos capaces de convivir respetuosamente con esta fuerza anárquica e ingobernable.

3.

Los manuales de sexo, desde el *Kama Sutra* hasta *La alegría del sexo*, han aunado esfuerzos por centrar los problemas de la sexualidad en la esfera corporal. Nos aseguran que disfrutaremos más del sexo cuando dominemos la postura del loto, cuando aprendamos a utilizar cubitos de hielo de una manera creativa o cuando apliquemos técnicas de probada eficacia para alcanzar el orgasmo simultáneo.

Si alguna vez hemos sentido rechazo por esos manuales tal vez sea porque —a pesar de su prosa alentadora y sus ilustrativos esquemas— parecen humillantes hasta lo intolerable. Quieren que nos tomemos en serio la idea de que el sexo nos resulta problemático principalmente porque no hemos probado la masturbación anal o no le hemos pillado el tranquillo al método Carezza. Sin embargo, estas son aventuras en el límite lujurioso del amplio espectro de la sexualidad humana, y no contemplan la clase de desafíos a los que normalmente nos enfrentamos.

En general, lo que realmente nos preocupa no es cómo hacer que el sexo sea más placentero con nuestro amante, que ya está dispuesto a pasarse horas en la cama probando posturas en medio de la fragancia de jazmín y el canto de los colibríes. Lo que nos preocupa es más bien que el sexo se haya vuelto un problema en nuestra larga vida en pareja, debido al agotamiento que provoca el cuidado de los niños y la economía del hogar;

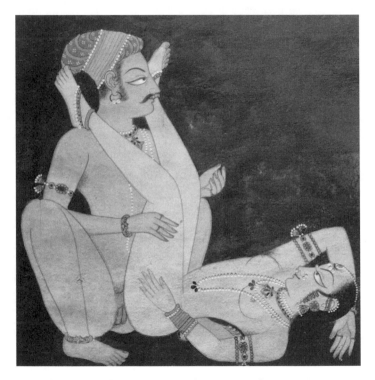

Los problemas sexuales más urgentes a los que nos enfrentamos rara vez tienen que ver con la técnica. *Kama Sutra*, India, finales del siglo XVIII.

o debido quizás a la adicción a la pornografía de Internet; o al hecho de que al parecer solo deseamos tener sexo con la gente que no amamos; o tal vez al clima que se respira en la casa, por haber tenido una aventura con alguien del trabajo, destruyendo irremediablemente la confianza de nuestro cónyuge.

4.

En vista de estos y otros problemas, podríamos preguntarnos con qué frecuencia es posible tener una buena relación sexual. Y contraviniendo el espíritu de la época, podríamos contestarnos que unas pocas ocasiones a lo largo de la vida bastarían para fijar un límite aceptable y natural a nuestras ambiciones. Puede que el buen sexo, como la felicidad, sea una excepción preciosa y sublime.

Durante nuestros encuentros más afortunados es raro que reparemos en el privilegio que acabamos de disfrutar. Solo cuando envejecemos y recordamos repetidas veces con nostalgia nuestros pocos episodios eróticos, advertimos la tacañería con que la naturaleza reparte los dones. Y nos damos cuenta de que el buen sexo es en realidad un curioso prodigio biológico, psicológico y de sincronización.

En la mayoría de las vidas el sexo parece destinado a permanecer inmerso en la añoranza y la torpeza. Por mucho que prometan los manuales, la mayoría de los dilemas que el sexo nos suscita carecen de solución. Por lo tanto un libro práctico de autoayuda sobre el tema debe centrarse en cómo manejar el dolor, y no en cómo suprimirlo inmediatamente. Y si bien no podemos esperar que los libros resuelvan nuestros problemas, sí nos dan la oportunidad de desahogar la tristeza y descubrir que las penas que nos afligen no son una prerrogativa individual. Los libros cumplen con el propósito de consolarnos, recordándonos que no estamos solos frente a las dificultades humillantes y peculiares impuestas por nuestro inevitable deseo sexual.

II. Los placeres del sexo

1. Erotismo y soledad

1.

Antes de considerar los numerosos problemas que nos causa el sexo, merece la pena detenernos a mirar la otra cara de la moneda, para meditar sobre la cuestión (no tan obvia como puede parecer) de por qué el sexo, salvo en contadas ocasiones, debería ser una actividad placentera y gratificante.

En la medida en que nuestra época se interesa por este tema, se plantea una explicación general que deriva de la biología evolutiva. Esta disciplina, omnipresente en el mundo moderno, nos dice que los seres humanos, al igual que todos los animales, estamos genéticamente programados para reproducirnos y que necesitamos de los placeres del sexo como una recompensa por acometer el enorme esfuerzo de juntarnos y tener hijos con una pareja.

De acuerdo con la biología evolutiva, lo que para nosotros tiene un atractivo sexual es solo el reflejo de un rasgo que perpetuará la especie. Si nos atrae la inteligencia, se debe a que es una cualidad fundamental para asegurar la supervivencia de nuestras crías. Nos gusta ver a la gente que sabe bailar, ya que eso es indicativo de un vigor que será muy útil a la hora de proteger a la siguiente generación. Lo que la sociedad considera una persona «atractiva» es, en definitiva, alguien que de forma natural sabrá superar las enfermedades y seguir su camino sin obstáculos.

Esta tesis biológico-evolutiva no está mal. Sin embargo es categórica, y está desligada de nuestras experiencias actuales con el sexo. Además, a la larga resulta un poco aburrida. Si bien consigue explicar satisfactoriamente por qué existe el sexo, no arroja ninguna luz sobre nuestras motivaciones conscientes para querer acostarnos con determinadas personas, ni tampoco sobre la variedad de placeres que obtenemos de eso. La biología evolutiva nos ilustra sobre nuestras acciones en términos generales, pero no revela ninguna de las razones que anidan en nuestra mente cuando invitamos a alguien a cenar y más tarde intentamos desabrocharle la bragueta en el sofá. Y sobre esta base tampoco ofrece una explicación satisfactoria sobre por qué debería importarnos el sexo como entes pensantes.

2.

En busca de una explicación más pertinente podríamos centrarnos en un momento singular del ritual de la cita. Uno cuyo recuerdo, incluso muchos años después, siempre seguirá provocando un sentimiento único de excitación: el momento del primer beso, con el cual admitimos abierta y corporalmente nuestra atracción por una persona en particular.

Puede haber sido en un coche después de una larga cena en la que apenas nos atrevimos a probar bocado. O en un pasillo al final de una fiesta. O de repente, antes de una despedida en una estación de tren, sin que importe en lo más mínimo el apremio de los pasajeros que van y vienen. Puede que no seamos grandes conversadores, pero cuando tenemos que contar el acercamiento a ese primer beso no nos faltan las palabras.

A partir de este primer momento dejamos de ser dos desconocidos para convertirnos en dos personas que tienen relaciones íntimas. Nos excita porque hemos superado la soledad. El placer que obtenemos no solo proviene de la estimulación de las terminaciones nerviosas y de la satisfacción de una necesidad biológica. También es producto de la alegría que sentimos al emerger, aunque sea brevemente, de nuestro aislamiento en un mundo frío e indiferente.

El aislamiento es algo con lo que todos nos familiarizamos después de la infancia. Con suerte todos tenemos un comienzo confortable en este mundo, disfrutando de una proximidad física y emocional con alguien que nos proporciona afecto y nos cuida. Sentimos el calor de su piel, los latidos de su corazón, vemos cómo nos mira contentísima mientras no hacemos más que producir babitas. O, en otras palabras, no hacemos más que existir. Nos basta con golpear la mesa con la cuchara para provocar carcajadas de felicidad. Nos hacen cosquillas en los dedos y nos acarician la cabeza, nos huelen y nos besan todo el tiempo. Ni siquiera tenemos que hablar. Nuestras necesidades son cuidadosamente atendidas: el pecho siempre está allí para cuando lo necesitemos.

Luego, poco a poco, nos acercamos al ocaso. Primero nos retiran el pecho y alegremente nos animan a descubrir el mundo del arroz con pollo cortado en trocitos. Nuestro cuerpo ya no puede exhibirse despreocupadamente como antes. Nos avergonzamos de nuestros atributos. Las partes en continua expansión de nuestra anatomía se ven privadas del contacto con los demás. La prohibición empieza por la zona de los genitales, luego se extiende al estómago y sigue por las axilas, la nuca y las orejas, hasta que al final lo único que se nos permite de vez en cuando es dar un abrazo, estrechar una mano, dar o recibir un beso en la mejilla. La satisfacción que mostraban los demás por nuestra existencia disminuye y su entusiasmo empieza a guardar una estrecha relación con nuestro rendimiento. Lo que ahora les interesa no es quiénes somos, sino qué hacemos. Los maestros, que antes nos animaban a dibujar toda clase de garabatos, de pronto parecen alegrarse solo por los buenos resultados de nuestros exámenes. Individuos con buenas intenciones nos sugieren con una franqueza brutal que quizá ya sea hora de que empecemos a ganar dinero por nosotros mismos, y la sociedad nos trata bien o mal principalmente en función de si hemos conseguido este propósito. Tenemos que empezar a cuidar nuestras palabras y nuestro aspecto. Algunas partes de nuestra apariencia nos sublevan y aterrorizan, y sentimos que debemos ocultárselas a los demás gastando dinero en ropa y peluquería. Nos convertimos en criaturas torpes, desmañadas, vergonzosas y ansiosas. Nos convertimos en adultos, desterrados para siempre del paraíso.

Pero en lo más hondo siempre recordamos las necesidades con las que nacimos: que nos acepten por lo que somos y no por lo que tenemos, que nos amen a través de nuestro cuerpo, que nos abracen, que disfruten ocasionalmente de nuestro olor y nuestra piel. Todas estas necesidades nos llevan a una búsqueda incesante y apasionadamente idealista de una persona con la que podamos besarnos y acostarnos.

3.

Imaginemos los pasos sucesivos en la historia de una pareja cuyos miembros se están seduciendo por primera vez, y analicemos sus placeres en relación con esta tesis sobre la soledad. Empecemos por imaginarnos a la pareja en una cafetería de una ciudad grande, a las once de la noche de un sábado, comiendo un helado después de haber visto una película juntos.

Sin duda hay una explicación biológica para la excitación sexual que ambos están sintiendo, sustentada en el relato de la reproducción instintiva de la especie. Sin embargo, el hombre y la mujer también están excitados por ir superando poco a poco las numerosas barreras de la intimidad que existen en la vida normal. Centrándonos en esto podemos explicar gran parte del erotismo que experimentarán hasta llegar a la cama.

El beso, la aceptación

Con la cuchara en la mano ella habla sobre un viaje reciente que hizo a España con su hermana. Cuenta que en Barcelona visitaron el pabellón de Mies van der Rohe y comieron en un restaurante especializado en mariscos con un toque de cocina marroquí. Él nota que ella lo roza con la pierna y percibe concretamente la elasticidad de sus medias negras que se vuelven más tirantes cerca del borde de la falda. Cuando la mujer está contándole una anécdota sobre Gaudí, él se vuelve hacia ella, preparado para desistir a la primera señal de miedo o disgusto. Pero su movimiento es recibido con ternura y una sonrisa de bienvenida, y eso lo hechiza todavía más. La mujer cierra los ojos y ambas partes sienten el efecto único e inesperado de la humedad y la piel del otro en sus propios labios.

El placer del momento solo puede ser entendido tomando en consideración un contexto más amplio: el desafecto abrumador con el que un beso puede acabar. No hace falta decir que la mayoría de la gente que conocemos no solo no estará interesada en tener relaciones sexuales con nosotros, sino que con toda certeza la idea le dará cierto repelús. No tenemos más remedio que mantener una distancia mínima de sesenta centímetros, o quizá mejor de un metro, entre nosotros y los que nos rodean, para dejarles definitivamente claro que no tenemos intención de invadir su espacio privado.

Luego viene el beso. El reino profundo e íntimo de la boca (esa cavidad oscura y húmeda que nadie explora salvo nuestro dentista, donde la lengua impera sobre un microcosmos tan silencioso y desconocido como el vientre de una ballena) se prepara ahora para abrirse y recibir a un extraño. La lengua, que no esperaba encontrarse con un semejante, se acerca cautelosamente a su compañera de especie, avanzando con la reserva y la curiosidad propia de un isleño del Pacífico que ve llegar a un explorador europeo. Los surcos en el interior de la mejilla, que hasta ahora eran un territorio exclusivamente personal, son revelados por ambas partes. Las lenguas se enlazan en un intento por bailar. Una persona puede lamer la dentadura de la otra como si fuera la propia.

Puede que suene asqueroso, y en realidad de eso se trata. Nada resulta erótico si no es a su vez repugnante. Por eso los momentos de erotismo resultan tan intensos. Cuando el trance alcanza su punto álgido, encontramos permiso para todo. La unión entre dos personas culmina con un acto que si ellas vieran realizar a otras personas se horrorizarían.

Sin embargo, si viviéramos en otras culturas donde la aceptación es expresada con acciones completamente diferentes (por ejemplo, donde las parejas comparten una papaya para demostrarse que se atraen, o donde uno toca el dedo del pie del otro), estas acciones también nos resultarían eróticas. Es cierto que el beso resulta placentero por el efecto sensorial sobre nuestros labios, pero no debemos olvidar que gran parte de nuestra excitación no tiene nada que ver con la dimensión física del acto. El gozo se origina cuando uno se percata de la atracción que inspira en otra persona, y esa señal también podría cautivarnos si fuera transmitida por otros medios. Más allá del beso, lo que nos interesa es su significado; tanto es así que el deseo de besar a alguien puede verse reducido a una declaración de ese deseo (lo cual podría ser necesario en algunos casos, como cuando dos personas que se gustan ya están casadas), una confesión que puede ser en sí misma tan erótica que con frecuencia convierte el beso en algo superfluo.

El desnudo, fin de la vergüenza

La pareja se dirige en coche al piso de ella, en una parte de la ciudad que él no conoce muy bien, y suben las escaleras en silencio hasta la tercera planta. Dentro del apartamento las cortinas están descorridas y una luz anaranjada se filtra desde la calle iluminando las estancias. Vuelven a besarse al lado de un armario. Envalentonados por la privacidad, él le desabrocha la blusa mientras ella le desabotona la camisa. Los movimientos se tornan impacientes. Él intenta con torpeza desengancharle el sostén. Ella sonríe condescendiente al ver que su amante no puede, y se lleva las manos a la espalda para echarle una mano. Al cabo de un momento se contemplan desnudos por primera vez y empiezan a acariciarse tiernamente los muslos, las nalgas, los hombros, el torso y los pezones.

No es una coincidencia que en el *Génesis* uno de los castigos impuestos por Dios a Adán y Eva en la expulsión del paraíso fuera el sentimiento de vergüenza por el propio cuerpo. El Dios judeocristiano decretó que la pareja de ingratos debía avergonzarse para siempre de exhibir sus cuerpos. Más allá de lo que pueda interpretarse sobre el origen bíblico de este sentimiento de vergüenza corporal, está claro que no nos vestimos solo para abrigarnos, sino también (y quizás en primera instancia) por temor a provocar repulsión en los otros al exponer nuestra carne. Nunca estamos satisfechos del todo con el aspecto de nuestro físico. Incluso en la juventud, cuando disponemos de un cuerpo atractivo y atlético, nos parece insuficiente y hay una larga lista de rasgos físicos que nos gustaría modificar. Pero esa ansiedad se debe a algo más existencial que la simple aversión estética. Hay algo terriblemente incómodo en mostrar ciertas partes de un cuerpo adulto (esto es, cualquier cuerpo capaz de desear y tener relaciones sexuales) a un testigo.

No siempre fue así. La vergüenza empieza en la adolescencia. A medida que nuestro cuerpo se desarrolla y se vuelve apto para el sexo corremos el riesgo de parecer obscenos ante la mirada ajena. Comienza la división entre nuestra identidad pública por un lado y nuestra intimidad sexual por el otro. Una gran parte de nuestra vida como adultos, lo que abarca desde las fantasías sexuales hasta la entrepierna, queda vedada para la mayoría de la gente que conocemos.

Regresemos con nuestro amante masculino, que está lamiendo apasionadamente los dedos de su compañera. Para él la división de mundos y el comienzo del pudor empezó cuando tenía catorce años. Un mes se lo pasaba en grande jugando a indios y vaqueros con su hermano y visitando a su querida abuelita, y al mes siguiente todo lo que quería era encerrarse en su habitación con las cortinas corridas, para masturbarse pensando en el perfil de una mujer que había visto de reojo al pasar por el quiosco de revistas. Su deseo y lo que el mundo esperaba de él eran dos elementos irreconciliables. La época podía aceptar que pensara en darle la mano o un beso a la chica que le gustaba, pero esos actos benignos e inocentes apenas guardaban relación con las depravadas acciones que se desarrollaban cada día en su desenfrenada imaginación. Pronto empezó a soñar con orgías y sexo anal, a obsesionarse con conseguir pornografía dura, a fantasear con atar y violar a su profesora de matemáticas. ¿Cómo era posible que a pesar de todo ello pudiera seguir siendo una buena persona? La vergüenza lo impulsaba a crear un ser interior que, mucho se temía, nunca podría presentar a nadie.

Algo similar le había ocurrido a su compañera, que ahora está de rodillas delante de él. A los trece años ella también experimentó una transformación. Hasta entonces había disfrutado bordando, andando a caballo y horneando pan de plátano. Después, de la noche a la mañana, sus pasatiempos se redujeron a un solo rito: meterse en el baño, cerrar la puerta, tumbarse en el suelo, bajarse los pantalones y masturbarse mientras se miraba en un espejo de cuerpo entero. ¿Cómo encajaba esa actividad con lo que la gente sabía de ella? ¿Podía alguien aceptarla en su totalidad? En los momentos de culpa y agotamiento después del orgasmo, ella comprendía el dolor que sentía la Eva de Masaccio al ser expulsada del Paraíso por un Dios castigador.

Por lo tanto, lo que ahora se está produciendo entre nuestros amantes, que ya están en la habitación, es un acto de reconciliación entre sus vidas sexuales secretas. Ambos han emergido al fin de la soledad pecaminosa. La pareja acuerda tácitamente no mencionar las sorprendentes peculiaridades del cuerpo del otro, ni tampoco sus deseos sexuales. Aceptan sin vergüenza lo que una vez les resultó ignominioso. Admiten mediante el lenguaje de las caricias que son compatibles, algo poco común hasta entonces. Lo que la pareja está dispuesta a hacer está fuertemente reñido con el comportamiento que se espera de ellos en la vida social (entra en conflicto, por ejemplo, con cualquier recuerdo de sus abuelas). Pero en este momento ya no parece nada perverso ni extraño. Finalmente, en la penumbra, los amantes pueden reconocer todas las fantasías maravillosas y alocadas que, por el mero hecho de tener un cuerpo, desean realizar.

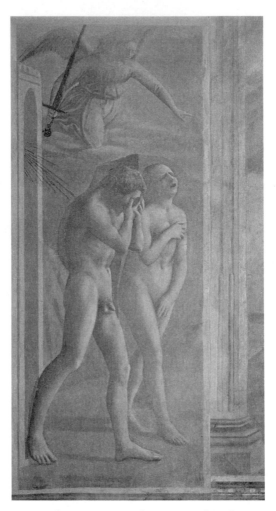

Durante el sexo regresamos (brevemente) al Paraíso.
Masaccio, *La expulsión de Adán y Eva del Paraíso terrenal*,
1425-1428.

Excitación, autenticidad

Están tumbados en la cama y siguen acariciándose. Él le mete una mano entre las piernas y presiona suavemente hacia arriba, comprobando con alegría que ella está húmeda. Al mismo tiempo ella alarga un brazo y experimenta la misma satisfacción al descubrir la extremada rigidez de su pene.

La razón de que esas reacciones fisiológicas sean emocionalmente satisfactorias (es decir, eróticas) es que se trata de señales de aprobación por parte de ambos que no están sujetas a la manipulación racional. Nadie puede producir erecciones y lubricaciones voluntariamente, por lo que son un indicio de interés verdadero y honesto. En un mundo en el que abunda el falso entusiasmo, en el que a menudo resulta difícil determinar si de verdad gustamos o si los demás solo se muestran agradables con nosotros porque es su deber, una vagina húmeda y un pene erecto suponen muestras de sinceridad inequívocas.

Estas reacciones involuntarias provocan tal deleite que nuestra pareja, después de hacer el amor, retomará la conversación que mantenían antes. Él le preguntará con una mirada maliciosa si antes, en la cafetería, ya estaba excitada mientras contaba el viaje a Barcelona con su hermana. Y ella, con una sonrisa, responderá que sí, por supuesto, que todo el tiempo había estado húmeda, desde el momento en que se sentaron y pidieron sus helados. Él por su parte le confesará que en la cafetería ya tenía el pene duro y atrapado en el pantalón. Y volverán a excitarse simplemente pensando que por debajo de aquella conversación intelectual sus cuerpos ya estaban experimentando un deseo que asomaba irrefrenablemente a la superficie del trato social.

Los momentos en que el sexo sobrepasa nuestro lado racional tienen la buena costumbre de volverse eróticos. Transcurrido un tiempo nuestra pareja viajará a la costa para pasar el fin de semana. El sábado a la noche en el hotel, después de un día de sol y playa, se tumbarán en la cama para conversar y finalmente saldrá el tema de las fantasías sexuales. Ambos reconocerán que tienen debilidad por los uniformes. Él le explicará lo mucho que le gusta imaginarse a una enfermera recatada y austera con su excitante conjunto blanco. Ella le confesará (sonriendo mientras mira por la ventana) que de vez en cuando se excita mirando a los hombres que llevan trajes elegantes, sobre todo el típico joven ejecutivo bien vestido que parece tan concentrado y severo mientras camina por las calles de Wall Street, llevando su maletín y el *Financial Times*.

El erotismo de esos uniformes guarda relación con la distancia abismal que existe entre el control racional que simbolizan y la pasión sexual desenfrenada, la cual, al menos en el plano de la fantasía, es capaz de acortar esa distancia. La gente con la que tratamos a diario (ya sean enfermeras, médicos, directores financieros o contables tributarios) no lubrican ni tienen erecciones mientras hablan con nosotros. De hecho apenas reparan en nosotros, y no van a interrumpir un procedimiento

médico o una llamada telefónica para atendernos. La indiferencia del trato pragmático nos puede resultar dolorosa y humillante. De ahí que recurramos al peculiar poder de la fantasía
para subvertir la realidad e invertir sus prioridades. En nuestros juegos sexuales podemos reescribir los guiones: la enfermera quiere hacer el amor con nosotros tan desesperadamen-
te que se olvida de que su cometido en ese momento es tomar
una muestra de sangre. El capitalista por una vez deja de pensar en el dinero, tira el portátil al suelo y empieza a besarnos
alocadamente. Mientras tenemos sexo apasionado en lugares
imaginarios, como el lavabo de un hospital o el archivo de una
oficina, la intimidad (al menos simbólicamente) prevalece sobre el estatus y la responsabilidad.

Muchos escenarios pueden ser sorprendentemente eróticos. Así como los uniformes pueden inspirar lujuria por la evo-
cación del deseo de romper las reglas, también es excitante (y
por razones similares) imaginarse una escena sexual en un rincón de la biblioteca de la universidad, en el guardarropa de un
restaurante o en el vagón de un tren. Nuestro desafiante espíritu transgresor nos proporciona una sensación de poder que va
más allá de lo puramente sexual. Mantener relaciones sexuales
en la parte trasera de un avión lleno de ejecutivos es intentar
subvertir el orden de jerarquías, introduciendo el deseo en un
ambiente en que la disciplina insensible generalmente prevalece sobre lo personal. A diez kilómetros de altura, al igual que
en el cubículo de una oficina, la victoria de la intimidad parece

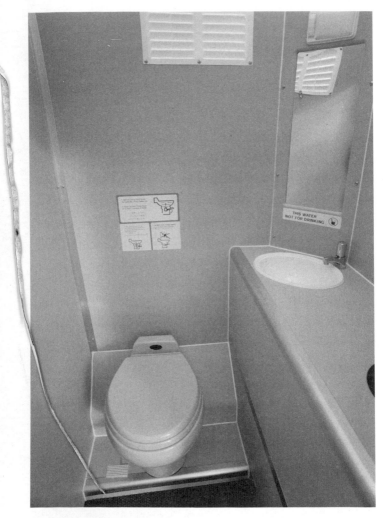

Un lugar atractivo para hacer el amor.

más dulce, y de este modo nuestro placer aumenta. Decimos que hacerlo en el lavabo de un avión es excitante, pero en realidad nos referimos a que nos excita sobreponernos a una especie de alienación que, por otra parte, nos resulta opresiva.

Así pues, el erotismo parece manifestarse más claramente en la intersección entre lo formal y lo íntimo. Es como si necesitáramos que se nos recordara lo convencional para poder apreciar adecuadamente lo maravilloso que resulta ser imprudentes, o seguir exponiéndonos a ser vulnerables para poder percibir en su justa dimensión las particulares cualidades del lugar al que se nos ha permitido acceder. Eso explica por qué nos atraen tanto los recuerdos de la primera noche con alguien, cuando ese contraste es mucho más vívido, aunque también, más tristemente, explica la falta de erotismo que podemos sentir en una playa nudista o con nuestra pareja de muchos años que ha olvidado proteger su desnudez del peligro siempre presente que representa nuestra predatoria ingratitud.

Rudeza, amor

Mientras hacen el amor la mujer hace saber al hombre, aunque sin palabras, mediante esa manera sutil de comunicarse que a veces tienen los amantes, que le gustaría que él le tirara del pelo. Al principio él se muestra indeciso; el acto no le parece algo precisamente «bonito», pero es evidente que a ella ya no le interesa ninguna definición convencional de esa palabra. Así que coge un buen mechón de pelo castaño y tira con brutalidad al ritmo de sus embestidas. Animado por el entusiasmo de su compañera, se atreve a insultarla, en parte porque siente un gran cariño por ella. Con el mismo afecto y excitada sobremanera, ella le llama cabrón y le acusa de ser un intruso abominable y depravado. Él la sujeta bruscamente de los hombros. Al día siguiente ella tendrá arañazos en toda la espalda.

En la vida normal siempre se espera que seamos amables. Por lo general no podemos ganarnos el respeto o el cariño de nadie sin reprimir severamente todo eso que llevamos dentro y que es ostensiblemente «malo»: nuestra agresividad, nuestra falta de consideración, nuestra tendencia a ser avariciosos y despectivos. No podemos ser aceptados por la sociedad si revelamos el espectro completo de nuestros pensamientos y nuestras manías. De ahí el interés erótico que sentimos (aunque es más bien una satisfacción emocional) cuando el sexo nos permite que esa parte secreta de nosotros salga a la luz, y que además sea aceptada.

Con las personas que parecen convencidas de nuestras virtudes nos atrevemos a compartir aspectos de nosotros mismos que normalmente nos espantan o avergüenzan. Empleamos palabras y gestos que bastarían para que en el mundo exterior nos tildaran de locos. El permiso para abofetear duramente a otra persona o para apretarle el cuello con fuerza puede ser una prueba de amor. Por eso nuestros padres nos dejan claro que ellos saben que somos buenas personas. A ellos no les importa que tengamos nuestro lado oscuro. Nuestros padres (al igual que la pareja ideal) conocen todas nuestras facetas y nos consideran buenas personas. Cuando un amante dispuesto y generoso nos permite decir y hacer las peores cosas que podamos imaginar, nos está brindando la extraordinaria oportunidad de sentirnos a gusto dentro de nuestra propia piel.

Si estamos en el lugar del que recibe este tipo de trato rudo y violento, puede que experimentemos un placer similar, y hasta cierta sensación de poder, ya que podemos decidir por nosotros mismos la manera en que seremos insultados, maltratados o sometidos. Durante gran parte de nuestra vida en este mundo dejamos que los otros nos maltraten. A menudo nos vemos forzados a padecer la voluntad perversa de nuestros superiores, así como los métodos de maltrato que ellos escogen. Por tanto, puede resultar realmente liberador cambiar esta dinámica de poder en nuestro propio juego teatral, someternos voluntariamente y en circunstancias que solo nosotros creamos, y ante una persona que sabemos que en el fondo es buena y cariñosa. Es una manera de superar el miedo a la fragilidad, pues al ser golpeados e insultados disfrutamos sintiendo que nos hacemos más fuertes y resistentes, nos enfrentamos a lo peor que alguien podría pensar al infligirnos un castigo, y sobrevivimos.

A medida que aumenta la rudeza, el lazo de lealtad que une a la pareja tiende a estrecharse. Cuando más espeluznante pueda resultar nuestro comportamiento a la sociedad sentenciosa en la que vivimos, mayor será nuestra sensación de estar construyendo un paraíso privado de mutua aceptación. No tiene sentido analizar esta clase de rudeza desde un punto de vista biológico-evolutivo. El hecho de que una persona permita que la abofeteen, la aten a la cama, la estrangulen o la violen, solo se experimenta como una prueba de aceptación desde un punto de vista psicológico.

El sexo nos libera temporalmente de la dicotomía de la penitencia, bien conocida por todos desde la infancia, que comprende lo sucio y lo limpio. Hacer el amor nos purifica, pues aquello que parece ser lo más sucio de nosotros se ve involucrado en el proceso y de este modo es ungido con una dignidad nueva. Nada lo demuestra mejor que cuando hundimos deseosamente nuestro rostro, esa fachada pública, limpia y respetable, entre las piernas de nuestros amantes, ese rincón sucio y privado, para besarlo, lamerlo y explorarlo con nuestra lengua, aceptando de modo simbólico todo su ser, a la manera en que un sacerdote vuelve a aceptar en el seno de la Iglesia a un penitente culpable de muchas transgresiones, redimiéndolo con un casto beso en la frente.

Fetichismo, bondad

Nuestra pareja tiene fetiches, y en cada cópula ambos van tomando nota e incorporándolos al ritual de excitación. El fetichismo normalmente se asocia con lo más extremo, incluso con patologías, y con ciertas prendas de vestir o accesorios como uñas largas, trajes de cuero, máscaras, cadenas y lencería. Sin embargo, nada de eso está en la lista de preferencias de nuestra pareja.

En términos clínicos, un fetiche es definido como un ingrediente típicamente inusual que debe estar presente para que el fetichista alcance el orgasmo. El primer investigador reconocido de fetiches fue el médico y sexólogo austro-alemán Richard von Krafft-Ebing. En su libro *Psychopathia Sexualis*, publicado en 1886, identificó cerca de doscientos treinta fetiches. Los casos de fetichismo varían según el objeto que provoca excitación: estigmatofilia (tatuajes), dacrifilia (lágrimas), podofilia (pies), sthenolagnia (músculos) y thilpsosis (agujas).

Estos ejemplos extremos pueden hacernos pensar que solo los dementes tienen fetiches, pero por supuesto no es así. Los fetiches no tienen por qué ser extremos o incomprensibles. De un modo u otro todos somos fetichistas, aunque la mayoría pertenecemos a un tipo moderado que puede tener sexo sin recurrir a sus objetos favoritos. En este sentido los fetiches son simples detalles (a menudo un determinado tipo de ropa o una parte del cuerpo del otro) que nos evocan los aspectos más deseables de la naturaleza humana. El origen de ese entusiasmo es más bien oscuro, pero casi siempre puede rastrearse en algún aspecto significativo de nuestra infancia. Nos sentimos atraídos por cosas específicas porque evocan cualidades llamativas de una figura paternal amada, o, por el contrario, porque anulan o nos ayudan a escapar de un recuerdo de humillación o terror.

La tarea de comprender nuestras preferencias respecto a esto debería ser reconocida como parte de un proyecto de autoconocimiento. Lo que Freud decía de los sueños puede aplicarse a los fetiches sexuales: son un camino directo al inconsciente.

El miembro masculino de nuestra pareja tiene como fetiche un particular estilo de zapato. Al comienzo de la noche reparó con excitación en que la mujer llevaba unos mocasines negros y planos (de los que suelen llevar las bibliotecarias y las colegialas, en este caso de la marca italiana Marni), y ahora, mientras hacen el amor en la cama, aunque ambos están totalmente desnudos, él le pide que se los ponga para aumentar su placer.

Para explicar por qué el hombre se deleita con los zapatos de su compañera deberíamos invocar todas sus experiencias del pasado. Su madre fue una actriz famosa que se vestía de un modo extremado y ostentoso. Le fascinaban los abrigos de leopardo, las uñas violetas y los tacones altos. Otra cosa significativa es que ella siempre dejó claro que no le importaba mucho su hijo. Nunca le decía nada agradable ni le demostraba cariño, y en cambio dedicaba toda su atención a su hija mayor y a sus diversos amantes. A su hijo no le leía cuentos en la cama, ni tejía abrigos para sus ositos de peluche. Incluso ahora, de mayor, el hombre siente un terror secreto por las mujeres que le recuerdan a esta matriarca egoísta e indiferente.

Si bien el hombre no es consciente de todo esto, su historia psicológica es el filtro omnipresente a través del cual él observa los zapatos, y por extensión a las mujeres que lo llevan. La cita

de esta noche, por ejemplo, podría haber tomado un rumbo completamente distinto si su compañera hubiera llegado con un par
de zapatos de Manolo Blahnik o de Jimmy Choo: de haber acabado en la cama de todos modos, puede que él no hubiese tenido una erección. Pero los mocasines eran y son los zapatos per-
fectos, pues en ellos se concentran las cualidades que él más
desea encontrar en una compañera sentimental. En dos estre-
chos objetos de cuero de veintidós centímetros de largo él puede detectar la identidad de la mujer ideal: tranquila, inteligente,
contenida, elegante, modesta y un poco tímida, como es él. Puede hacer el amor con ella, pero si las circunstancias lo requieren
o lo permiten (digamos, si ella está en un viaje de negocios y él
está en casa ansioso de que regrese) también podría alcanzar el
orgasmo sin ningún problema con solo mirar los zapatos.

La mujer, por su parte, tiene un fetiche propio. Le encanta el
reloj de su compañero, antiguo, de segunda mano y con correa
de cuero. Mientras hacen el amor ella lo mira fijamente. En un
momento aprieta el antebrazo del hombre entre sus piernas y
le excita sentir el roce del cristal y el metal contra su piel. El reloj se parece al que llevaba su padre. Él era un médico alegre,
simpático y brillante que falleció cuando ella tenía doce años,
dejando un vacío en su corazón imposible de llenar. Durante
toda su vida adulta ella se ha sentido atraída por hombres que
en cierto modo tenían el aura y el olor de su padre. Al ver el reloj
se le ponen los pezones duros, pues la imagen le transmite su-
bliminalmente el mensaje de que su nuevo amante podría te-

ner en común importantes cualidades con la persona que ella
más ha admirado en el mundo.

Y hablando de cosas que se llevan en la muñeca, el hombre
tiene otro fetiche que se exhibe en esa zona. Después de besar
por primera vez a la mujer se dio cuenta de que ella llevaba una
goma elástica en la muñeca izquierda. Krafft-Ebing nunca reparó en este caso: hay un fenómeno —hasta el momento sin
nombre— que es el de la excitación sexual provocada por las
gomas elásticas. Esto nos demuestra que los estudios sobre fetichismo están muy verdes y que a los investigadores todavía
les queda mucho por hacer. (Y no solo a ellos, también a los rea-
lizadores de porno, ya que los fetiches que se muestran en los
sitios web y películas porno apenas abarcan una pequeña parte del surtido de cosas que nos excitan. Todavía quedan muchos
sitios web por crear. Daré algunas pistas: hay gente que se excita con las chaquetas de punto, con las personas que se sonro-
jan, con las que conducen o las que leen.) El hombre de nuestra pareja se excita con la goma elástica porque el hecho de
llevarla en la muñeca le parece un gesto descarado, informal,
andrógino y saludable. Le sugiere que su portadora no es una
persona que se preocupe por seguir una moda establecida, que
se siente tan libre por dentro como para exhibir un objeto sin
ningún valor. Una vez más, se excita con algo que lo libera de
la sombra de su madre, que siempre llevaba joyas carísimas (y
ninguno de los hombres que se las compraban era su padre).

Una explicación interesante sobre los fetiches la ofrece Sócrates, en el diálogo sobre el amor en *El banquete* de Platón. Usando a Aristófanes como portavoz, Platón expone la teoría que se ha dado a conocer como la escalera del amor. Así argumenta que todo lo que nos atrae visualmente al final nos aleja de lo que es puramente visual o material, conduciéndonos a una categoría más amplia a la que Platón se refiere como «el Bien». Esta construcción de una escalera que conecta el mundo de los objetos con el de las ideas y virtudes puede servirnos para rescatar a nuestros fetiches de otra interpretación deprimente, que los considera triviales e intrascendentes por tratarse de un asunto meramente sexual. Gracias a la filosofía de Platón, un par de bonitos mocasines, un precioso reloj *vintage* o una goma elástica dejan de ser absurdos fetiches incapaces de producir otra cosa que no sea insignificantes e irrelevantes ataques de deseo. Al contrario, estos y todos nuestros fetiches pueden encontrarse al pie de una escalera que asciende hacia lo más apreciable de un ser humano. Si nos excitan es porque son emblemas del Bien.

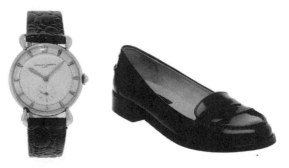

Los objetos nos excitan en tanto que representan lo bueno.

Orgasmo, utopía

Los orgasmos que disfruta nuestra pareja durante las primeras horas son mucho más que sensaciones físicas generadas por la fricción y la presión de sus órganos genitales al obedecer el mandato biológico de propagar la especie. El placer que obtenemos del sexo también está relacionado con nuestro reconocimiento y aprobación de aquellos ingredientes que dan lugar a la buena vida, y cuya presencia hemos detectado en la otra persona. Cuanto más detallado sea nuestro análisis de lo que entendemos por «sexy», mejor comprenderemos que el erotismo es el sentimiento de excitación que se produce al encontrar otro ser humano que comparte nuestros valores y nuestro sentido de la existencia.

El orgasmo en sí mismo indica el momento supremo en que nuestra soledad y alienación son momentáneamente superadas. Todo lo que apreciamos en nuestro amante (sus comentarios, sus zapatos, su manera de mirar) se mezcla en una concentrada destilación de placer que hace que cada miembro de la pareja se muestre excepcionalmente tierno y vulnerable con el otro.

Por supuesto que también hay maneras de alcanzar un orgasmo que muy poco tienen que ver con encontrar propósitos comunes con la otra persona, pero estas deben contemplarse en mayor o menor medida como una traición a lo que debería ser el verdadero sentido del sexo. En un extremo próximo, esto explica el sentimiento de vacío y soledad que normalmente sigue a la masturbación; en un extremo alejado, justifica que nos escandalicemos ante casos de zoofilia, violación o pedofilia, actividades en las que el placer que una parte obtiene de la otra es espantosamente unilateral.

4.

Una de las dificultades del sexo es que (a fin de cuentas) no dura mucho. Incluso en un caso de duración extrema estamos hablando de una actividad que como máximo podría llegar a ocupar dos horas, o lo que dura aproximadamente una misa católica.

Después el ánimo tiene tendencia a decaer. La tristeza posterior al coito a menudo invade a la pareja. Uno, cuando no los dos, tiende a quedarse dormido, a leer el periódico o a marcharse. El problema no es tanto el sexo en sí como el contraste entre la ternura, la violencia, la energía y el hedonismo propios de él. A esto hay que sumar los aspectos más banales y constantes en el resto de nuestra vida, como el tedio, la cohibición, los problemas y la apatía. El sexo puede poner de manifiesto nuestros retos personales de un modo insoportable. Por otra parte, una vez saciada la libido, el trance de hace un instante puede parecer inhibidoramente extraño y desconectado de lo que pensamos como personas normales con preocupaciones normales. Por ejemplo, puede que la mayor parte del tiempo nos esforcemos en ser razonables, pero hace un instante (¿cómo puede ser posible?) estábamos desesperados por flagelar a nuestra amante. Aunque por lo general estamos contentos de vivir en una sociedad moderna y democrática, acabamos de pasar una noche cuya mejor parte fue cuando exteriorizamos nuestro deseo de ser un noble sádico que tiene a una doncella cautiva en una mazmorra medieval.

Nuestra cultura no nos anima a conocernos como somos mientras practicamos sexo. Da la sensación de que el acto sexual podría ser un proceso puramente físico, sin trascendencia psicológica. Pero como hemos podido ver, lo que sucede al hacer el amor está estrechamente ligado a algunas de nuestras principales ambiciones. El acto sexual se lleva a cabo mediante la frotación de órganos, pero nuestra excitación no se reduce a una burda reacción fisiológica. Se trata más bien del éxtasis que sentimos al encontrar a alguien capaz de acabar con algunos de nuestros grandes miedos, y con quien tenemos la esperanza de compartir una vida basada en valores comunes.

2. ¿Puede el erotismo ser profundo?

I.

Cuando decimos que alguien nos gusta porque es «sexy» puede parecer que estamos valorando a un ser humano por un patrón ofensivamente superficial. En esto nuestra cultura es estricta: manifestar nuestra aprobación de una persona basándonos solamente en la apariencia no está bien visto en los círculos de gente civilizada. Antes de declarar nuestra preferencia por una persona en particular, estamos obligados a conocerla poco a poco sosteniendo conversaciones. Se supone que no podemos enamorarnos (o sentir deseo) a primera vista. Incluso puede parecer una traición a las cualidades humanas de los demás si los juzgamos principalmente por su aspecto físico, que, supuestamente, a diferencia de su carácter, no puede cambiar. Pensamos que la gente está compuesta de un interior y un exterior, y damos prioridad a lo primero.

Sin embargo, no se puede negar que nuestro envoltorio desempeña un papel de suma importancia en nuestro destino y nuestros anhelos. El deseo de acostarnos con determinadas

personas puede surgir en nosotros mucho antes de que tengamos la oportunidad de conocerlas, esto es, antes de que se presente la ocasión de hablar con ellas acerca de su vida, intereses
y sentimientos. Podemos decir inmediatamente que esas personas son atractivas solo porque las hemos visto en una fotografía o en la calle al pasar, y nos hemos imaginado lo placentero que sería compartir unas vacaciones con ellas, sin más
fundamento intelectual que el hecho de que nos resulten físicamente atrayentes.

Esto seguramente resulta chocante, pero en un libro sobre
sexo no se puede ignorar. Así que antes de descartar por completo la importancia del atractivo físico, deberíamos preguntarnos a qué nos referimos cuando declaramos que alguien «nos
pone». ¿Qué nos atrae de esas personas? ¿Qué es exactamente
esa persona que nos atrae?

Una vez más la biología evolutiva nos ofrece contundentes
e interesantes respuestas. Según su lógica, la belleza nos atrae
por una razón simple y definitiva: es una promesa de salud. Lo
que llamamos una persona «bella» (o si queremos ser más in-
formales, «guapa») es en esencia alguien con un sistema inmu-
nológico fuerte y una resistencia física suficiente. Esos individuos nos gustan (o podríamos decir, «nos ponen») porque
suponemos (por medio de esa facultad intuitiva que la naturaleza nos ha concedido para tomar decisiones instantáneas en
situaciones complejas y apremiantes) que con ellos tendremos
la posibilidad de engendrar hijos sanos y fuertes.

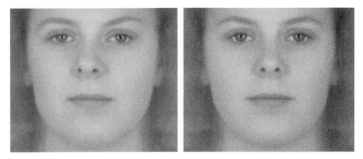

El erotismo, al parecer, no está en la mirada del que observa. En un estudio, un 97 por ciento de los encuestados prefería acostarse con la mujer de la derecha (de rostro más simétrico).

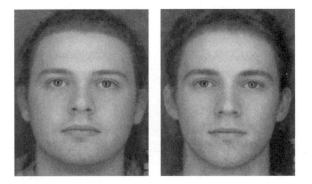

En la foto de la derecha, el rostro del hombre tiene una proporción óptima de grasa en relación con el largo y el ancho. En la foto de la izquierda, el mismo rostro tiene un exceso de grasa. Lo que llamamos «erotismo» equivale a lo que los biólogos llaman «salud».

Una impresionante variedad de estudios ha demostrado que cuando a grupos aleatorios de personas de todo el mundo se les muestra fotografías de rostros femeninos y masculinos y se les pide que los ordenen jerárquicamente según el grado de belleza, los resultados son sorprendentemente uniformes, más allá del abismo social y cultural. Surge un consenso acerca de qué tipo de rostros encontramos más atractivos. A partir de estos estudios, la biología evolutiva ha llegado a la conclusión de que un ser humano atractivo, lejos de ser una abstracción inclasificable, es en esencia una persona de rostro simétrico (es decir, un rostro en el que la parte derecha e izquierda son iguales), con rasgos equilibrados, proporcionados y armoniosos.

2.

Puede resultar incómodo que a alguien se le pregunte con quién se acostaría sin antes darle la oportunidad de formarse una opinión. Los experimentos de la biología evolutiva parecen esos trucos de magia en los que el ilusionista nos venda los ojos y misteriosamente adivina qué carta vamos a escoger de la baraja. Pero, a diferencia de los magos, los biólogos evolutivos no tienen nada que ver con lo sobrenatural. Sostienen que bajo nuestras preferencias por determinadas facciones subyacen fundamentos científicos. Si concedemos tanta importancia a la simetría y la armonía es porque lo contrario (la asimetría y la desproporción facial) es indicio de alteraciones que se han producido ya sea en el útero o en los primeros años de vida, cuando el organismo todavía se está formando. Un feto con un ADN contaminado por microbios o que ha soportado tensiones debilitantes durante los primeros meses de gestación revelará estos contratiempos en la composición de sus rasgos. Nuestro semblante es indicador de nuestro destino genético.

Es difícil contradecir la tesis de la biología evolutiva, según la cual nuestro cerebro ancestral está obsesionado con la supervivencia y cada segmento del mismo percibe la belleza como una marca distintiva de la salud. La biología evolutiva también parece acertar al atribuir incluso una importancia considerable a los aspectos menores de la apariencia facial, argumentando, por ejemplo, que un milímetro más o menos de ancho en el puente de la nariz o entre las cejas puede incidir notablemente en la manera en que la gente reacciona ante nosotros. Esta disciplina absuelve a la atracción física del cargo de ser algo puramente superficial. Si bien admite que juzgamos a la gente por su apariencia, sostiene que la apariencia en sí misma no es en absoluto trivial, sino que de hecho señala cualidades profundas. El hecho de que una persona nos atraiga sexualmente significa que hay algo trascendental en ella que nos fascina. El deseo sexual y la apreciación de la belleza están ligados a uno de los grandes proyectos de la vida: la fecundación.

3.

Después de un tiempo, sin embargo, la explicación biológica sobre la atracción física empieza a perder peso y se vuelve algo deprimente, pues parece reducir la inquietud sexual que alguien nos inspira a un simple criterio calificativo: hasta qué punto será saludable esa persona.

No es que esta cualidad nos traiga sin cuidado. Es solo que dada la amplitud de requisitos que impone una vida compartida aceptable, nuestra impresión verdadera acerca de la apariencia de un eventual compañero debe tener que ver con algo más que su bienestar corporal.

El escritor francés Stendhal nos ofrece un escape a este callejón sin salida que proponen los científicos, con su máxima «La belleza es una promesa de felicidad». Esta definición tiene la ventaja de ampliar nuestra comprensión de por qué describimos a determinadas personas como hermosas. La explicación va mucho más allá de la buena salud: utilizamos el término para definir a aquellos individuos en cuyos rostros detectamos una variedad de rasgos de personalidad que, según nuestra intuición, podrían ser favorables para entablar una relación satisfactoria con ellos. Por ejemplo, en sus facciones tal vez percibimos virtudes como determinación, inteligencia, lealtad, humildad y un sentido amablemente irreverente. Si nos resulta posible deducir de manera inconsciente la resistencia física a las enfermedades basándonos en la forma de la nariz de una persona,

¿por qué no podríamos también descubrir un indicador de paciencia en los labios, o una catártica inclinación a reírse de las absurdidades de la vida en la ceja?

4.

La cantidad de información que nuestro rostro es capaz de comunicar se hace evidente en los retratos de los grandes pintores que plasman sobre el lienzo a gente atractiva que no conocemos en carne y hueso. Tomemos como ejemplo la representación de Ingres de una tal Madame Devaucay. El sujeto retratado es a todas luces atractivo, por lo tanto saludable, según la interpretación de la biología evolutiva. Pero si quisiéramos explicar su encanto con cierto grado de complejidad necesitaríamos indagar en sus virtudes más allá de la aptitud reproductiva de su ADN. Ella nos intriga, y puede que hasta nos excite sexualmente, ya que su rostro sugiere toda una serie de cualidades, aparte de la salud. Son cualidades que podríamos expresar en palabras (sin aspirar a ninguna clase de validez científica), y aceptaríamos de buen grado en una compañera de carne y hueso.

Hay algo en la boca de Madame Devaucay que denota tolerancia. Da la impresión de que podríamos contarle cualquier cosa a esa mujer (como que habíamos evadido impuestos o hecho algo malo durante la Revolución francesa, o que teníamos gustos sexuales extravagantes) sin que sus labios nos hicieran

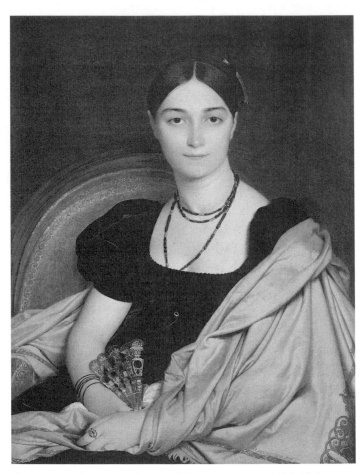

El atractivo es algo más que buena salud. Es una promesa de felicidad.
Madame Antonia Devaucay de Nittis, 1807, retrato de Jean-Auguste-
Dominique Ingres.

ninguna amonestación santurrona; no se escandalizaría, no reaccionaría con lecciones de moral ni censura provinciana. Ella sabría hasta qué punto pueden nuestras almas vivir en el tormento sin perder la pureza fundamental. Su nariz parece albergar una dignidad heredada. En cierto modo indica que es una mujer privilegiada, pero no consentida, acostumbrada al sufrimiento pero siempre dispuesta a conservar la elegancia en los momentos difíciles. Por otro lado, su cabello sugiere a la vez sentido de la disciplina y una sensatez conmovedora. Seguramente aprendió a peinarse así en un convento, donde acaso era una de las preferidas de las amables monjas. En cuanto a sus ojos, expresan un coraje fascinante: podrían sostener la mirada de un cruel inquisidor sin apartarse ni un ápice. No renunciaría a sus convicciones ni traicionaría a sus amigos por conveniencia.

Si apreciamos la belleza de Madame Devaucay, queda claro que no la valoramos solo por su aspecto saludable, sino también porque nos conmueve toda su personalidad en tanto que sabe transmitírnosla por medio de sus rasgos faciales.

Como muchos otros ejemplos sobresalientes del género, el retrato de Ingres nos revela que la apariencia puede ser un portador de auténtico significado. El género es instructivo precisamente porque en el lienzo asoma gran parte de un sujeto. El exterior, lo corporal, no siempre tiene que estar en conflicto con el interior, con una persona que se esconde bajo el disfraz de su piel: ambas cosas pueden coincidir y estar integradas. Nuestras ganas de acostarnos con alguien porque lo encontramos físicamente seductor no significa que ignoremos quién puede ser en realidad. Lo que ocurre más bien es que sentimos interés y un deseo ardiente de acercarnos a una clase excitante de bondad (o, como diría Stendhal, a una promesa de felicidad) que con acierto hemos discernido en sus labios, su cutis, su boca y sus ojos.

5.

El aspecto psicológico de una impresión de erotismo resulta evidente también en la ropa, especialmente en las mujeres que visten a la moda. Volviendo una vez más a la biología evolutiva, podríamos trazar una sencilla comparación entre una presentación de productos de alta costura y una exhibición de apareamiento de aves tropicales. Así como la calidad del plumaje de estos animales podría indicar la presencia o ausencia de parásitos en la sangre y, por tanto, comunicar de inmediato un mensaje sobre el estado de salud a una eventual pareja, la moda también parece estar orientada (al menos visto con perspectiva) a subrayar los indicios de un estado físico saludable, especialmente cuando estos se manifiestan en las piernas, las caderas, los pechos y los hombros.

Sin embargo, la moda sería un fenómeno unidimensional si solo nos hablara del físico. No nos intrigaría tanto la diferencia entre los productos de empresas y diseñadores como Dolce & Gabbana o Donna Karan y los que crean Céline and Marni,

Max Mara o Miu Miu. Puede que una parte de la misión de la moda consista en enfatizar el protagonismo del físico, pero en un nivel más ambicioso esta forma artística abastece a las mujeres con prendas de vestir que para un amplio espectro de miradas simbolizan lo que es ser una persona interesante y deseable. En todas sus combinaciones, las prendas de vestir son la reafirmación de una serie de valores y actitudes éticas y psicológicas, y nosotros juzgamos cada estilo como agradable o desagradable en función de si aprobamos o no el mensaje que transmiten. Decir que un conjunto es sexy no es tan solo una forma de manifestar que quien lo lleva podría procrear niños fuertes y sanos. Equivale también a reconocer que nos excita la filosofía de vida que esa ropa representa.

En cualquier temporada podemos echar un vistazo a la colección de un diseñador y pensar en el mensaje que nos quiere transmitir. Dior, por ejemplo, nos invitará a recordar la importancia de ciertos elementos como el trabajo artesanal, la sociedad preindustrial y el recato femenino. Donna Karan posiblemente destaque la independencia, la competencia profesional y las emociones de la vida urbana. Y puede que Marni defienda la excentricidad, la inmadurez premeditada y las ideas políticas de izquierdas.

La atracción sexual es un proceso que involucra a toda la persona. Nuestra excitación es la aprobación de un conjunto amplio y articulado de sugerencias con respecto a la vida que podríamos tener.

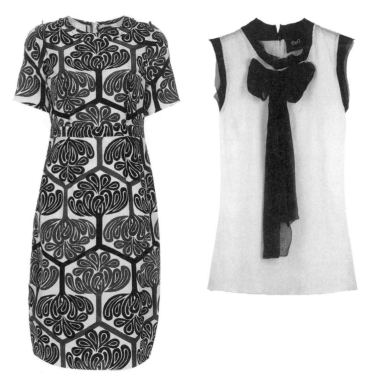

Marni (izquierda). Dolce & Gabbana (derecha). Cuando decimos que alguien se viste de forma sexy, no solo nos referimos a que nos atrae su aspecto saludable. También implica que nos agrada su visión del mundo.

3. ¿Natalie o Scarlett?

1.

Aun comprendiendo la complejidad que envuelve el concepto de erotismo, sigue sorprendiéndonos el hecho de que la gente se excite con cosas tan diferentes. ¿Por qué no a todos nos gustan las mismas caras o las mismas prendas de vestir? ¿Por qué varían tanto nuestros gustos sexuales?

La biología evolutiva predice con toda certeza que nos veremos atraídos por la gente según su estado de salud, pero no propone ninguna teoría realmente convincente acerca de por qué tenemos preferencia por un tipo específico de persona saludable antes que por otro.

2.

Para explicar el misterio de nuestros gustos sexuales deberíamos empezar por entender nuestros gustos no menos subjetivos en materia de arte.

Durante mucho tiempo los historiadores del arte no han podido explicar por qué la gente prefiere mucho más a un artista que a otro, aunque ambos sean reconocidos creadores de obras maestras de gran belleza. ¿Por qué algunos aman a Mark Rothko, por ejemplo, pero sienten un pavor instintivo por Caravaggio? ¿Por qué algunos sienten rechazo por Chagall pero admiran a Dalí?

Podemos encontrar una respuesta muy sugerente a este acertijo en un ensayo titulado «Abstracción y empatía», publicado en 1907 por Wilhelm Worringer, un historiador del arte alemán. Worringer argumenta que todos crecemos echando algo en falta en nuestro interior. Nuestros padres y nuestro entorno nos frustran de diferentes maneras, y así se va forjando nuestro carácter, con zonas vulnerables e inestables. Y básicamente son estos déficits y grietas los que determinan nuestra predilección o rechazo por el arte.

Toda obra de arte está impregnada de una psicología y una moral. Podemos decir que una pintura transmite serenidad o desasosiego, audacia o cautela, modestia o exceso de confianza, masculinidad o feminidad, valores burgueses o aristocráticos. Nuestras preferencias por unos rasgos u otros son el reflejo de nuestros antecedentes psicológicos, o más específicamente, de las zonas vulnerables que se han formado en nosotros durante nuestro crecimiento. Estamos ávidos de obras de arte que contengan elementos compensatorios de nuestras fragilidades internas y nos ayuden a ser otra vez individuos sanos y completos. Buscamos ansiosamente en el arte esas cualidades de las que carecemos en nuestra vida. Decimos que una obra «nos gusta» cuando suple la falta de virtudes psicológicas, y de-

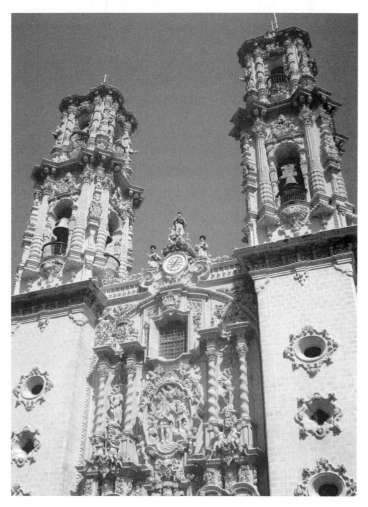

¿Qué buscamos y qué nos aterroriza cuando decimos que algo nos gusta o no?
Fachada de la iglesia de Santa Prisca y San Sebastián, Taxco, México.

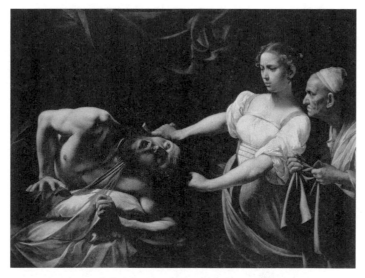

Agnes Martin, *Amistad*, 1963 (izquierda). Michelangelo Caravaggio,
Judit y Holofernes, 1599 (derecha). Ambas obras son bellas; sin embargo,
la valoración por una u otra depende de lo que echamos en falta.

cimos que «no nos gusta» cuando nos coacciona con emociones
o motivos que nos resultan amenazantes o abrumadores.

3.

Para desarrollar esta teoría, Worringer plantea que la gente cau-
ta, comedida y que respeta las reglas a menudo se verá atraída
por un tipo de arte apasionado y espectacular, pues esto puede
atenuar la sensación de una vida seca y estéril. Podemos prede-
cir, por ejemplo, que serán muy sensibles a la intensidad del arte
meridional, admirando la oscuridad rojo sangre de las telas de
Goya y las formas fantasmagóricas de la arquitectura barroca española. Pero esta misma estética llamativa, según Worringer, tal
vez disgustará a otros individuos más ansiosos y sobreexcitados
debido a su entorno. Estos temperamentos nerviosos no querrán
saber nada del barroco, y hallarán más belleza en el arte de la calma y la lógica. Sus preferencias son probablemente más próximas al rigor matemático de las cantatas de Bach, la simetría de
los jardines franceses y el sereno vacío de los lienzos pintados
por artistas minimalistas como Agnes Martin o Mark Rothko.

4.

La teoría de Worringer nos permite observar cualquier obra de
arte y preguntarnos qué debería faltar en la vida de una perso-

na para que esta la encuentre «bella», como asimismo qué podría aterrorizar a esa persona para que la considere «horrible». Este mismo acercamiento nos proporciona a su vez una fascinante explicación sobre por qué encontramos atractivas a ciertas personas y a otras no.

En el caso del sexo pasa algo similar a lo que hemos observado en cuestión de gustos artísticos. Aquí también influyen los accidentes de la naturaleza y las peculiaridades de nuestro ámbito de crecimiento, que son la causa de que alcancemos la vida adulta en un estado de desequilibrio, tras haber recibido demasiado

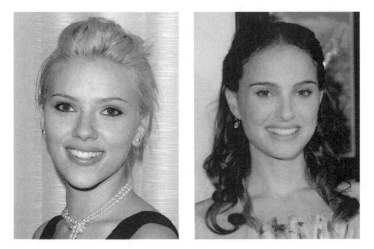

Scarlett Johansson (izquierda), Natalie Portman (derecha). ¿Por qué no todas las personas saludables y atractivas nos seducen por igual? ¿Por qué tenemos preferencias individuales tan acentuadas?

por una parte y muy poco por la otra. Esto nos convierte en individuos demasiado tranquilos o demasiado ansiosos, demasiado enérgicos o demasiado pasivos, demasiado intelectuales o demasiado pragmáticos, demasiado masculinos o demasiado femeninos. Así que declaramos sexualmente atractivas a las personas en las que vemos claras muestras de aquello que para nosotros será compensador, y nos repelen aquellas que probablemente harán que desarrollemos más aún nuestras cualidades extremas.

Frente a dos personas de apariencia igualmente saludable (para este ejercicio escogeremos a Natalie Portman y Scarlett Johansson) es probable que sepamos, gracias al mapa único de nuestra historia psicológica, que solo una de ellas nos parece visualmente atractiva. Si cargamos con el trauma de unos padres excesivamente extrovertidos e inestables, tal vez pensemos que los rasgos de Scarlett anuncian un gusto exagerado por la excitación y el melodrama. Posiblemente nos parezca que sus pómulos son los de una persona que solo piensa en sí misma, algo con lo que ya estamos familiarizados de sobra, y que su mirada, si bien parece tranquila en la fotografía que estamos observando, es la de alguien que fácilmente podría estallar en ataques de ira destructivos a los que también nosotros tenemos cierta tendencia y para los que no necesitamos ningún refuerzo.

Puede que terminemos prefiriendo a Natalie, que objetivamente no es más guapa que Scarlett, pero cuyos ojos reflejan la calma que anhelamos y nunca obtuvimos de nuestra madre hipocondríaca. Quizá nos excite la determinación firme y pragmática que detectamos en la frente de la señorita Portman, precisamente porque no es un rasgo que podamos atribuirnos a nosotros mismos (siempre perdemos las llaves de la casa o no sabemos cómo rellenar un impreso de solicitud). Y puede que nos seduzca su boca porque sugiere una reserva y un estoicismo que es el contrapeso perfecto de nuestra dolorosa inclinación a la impetuosidad y la destemplanza.

En síntesis, podemos explicar nuestra relativa atracción por Natalie o Scarlett teniendo en cuenta lo que consideramos que nos falta a nosotros, del mismo modo que preferimos los cuadros de Agnes Martin o Caravaggio considerando las diferentes carencias particulares de nuestra vida adulta. Necesitamos tanto el arte como el sexo para sentirnos completos, de modo que no es de sorprender que los mecanismos de compensación sean similares en ambos casos. Los detalles específicos de lo que encontramos «bello» o «sexy» son indicadores de lo que deseamos ansiosamente para alcanzar nuestro equilibrio.

III. Los problemas del sexo

1. Amor y sexo

I.

Situémonos en el siguiente escenario: Tomas es de Hamburgo y está en un congreso en Portland, Oregón, donde conoce a Jen. Ambos tienen veintiocho años y trabajan en el sector de la informática. Tomas se ve inmediatamente atraído por Jen. Mientras intenta conocerla mejor durante el transcurso de unos pocos días, se ríe de los chistes que ella hace sobre los compañeros de trabajo, admira su sarcasmo para el análisis político y su inteligencia para hablar de música y cine. También se siente conmovido por un rasgo de ternura que advierte en ella: le pareció de lo más dulce cuando ella le contó durante la cena que todavía llama a su madre cada día cuando está de viaje y que su mejor amiga es su hermanita de once años, a la que le encanta trepar a los árboles. Cuando un amigo le pregunta a Tomas por Jen, él confiesa que la encuentra preciosa.

A Jen también le gusta Tomas, pero no de la misma manera. Ella quiere tumbarlo en la cama de la habitación del hotel (el Crown Court Inn) y lanzarse sobre él. Quiere tomarlo entre sus labios y ver la expresión de placer en su rostro. Desde que se conocieron ella no ha dejado de fantasear con la imagen de su cuerpo semidesnudo en diferentes posturas. Hace un instante se imaginaba a ambos teniendo un encuentro sexual en una de las salas de conferencias donde se realiza el congreso. Pero más allá del papel que le asigna en sus fantasías, Jen (que es una amiga leal, una ciudadana ejemplar y aspira a ser algún día una buena madre) no tiene la menor duda de que Tomas sería un compañero de relación totalmente inapropiado para ella. No se imagina toda la vida aguantando su buen humor, su cariño por los animales y su entusiasmo por salir a correr. La noche anterior ella apenas podía prestarle atención mientras él le contaba la larga historia de su abuela que agonizaba en una residencia con una enfermedad que para los médicos era desconocida. Después del sexo, a Jen preferiría no volver a verlo.

2.

El dilema al que estas dos personas se enfrentan prevalece en nuestra sociedad, que ni siquiera hoy en día nos ofrece una manera sencilla de articular nuestros deseos a menudo divergentes de amor y sexo. Tendemos a acercarnos de puntillas a lo que queremos, a ocultar nuestras necesidades con evasivas y a mentir mientras lo hacemos. Así les rompemos el corazón a nuestros semejantes y sufrimos durante noches de frustración y culpa.

El desarrollo humano no ha alcanzado un nivel que permita a Jen expresar abiertamente a Tomas que solo quiere tener sexo con él y nada más. Para la mayoría, semejante muestra de sinceridad sonaría terrible (incluso cruel), bestial y vulgar.

Por otra parte, Tomas tampoco puede ser honesto respecto de lo que quiere, ya que su anhelo de encontrar el amor en Jen parecería blando y sensiblero. El tabú que le impide decirle «Quiero amarte y cuidar de ti durante el resto de mi vida» se impone tanto como el que le impide a ella decir «Quiero follarte en la habitación del hotel y no volver a verte».

Para tener alguna posibilidad de éxito, ambos han de callar sobre sus intenciones. Jen debe tener cuidado de que no se note que su interés por Tomas es puramente sexual y Tomas no debe expresar sus deseos de amor si no quiere que Jen salga corriendo. Los dos esperan conseguir lo que quieren sin tener que manifestarlo de forma explícita. Esa ambigüedad por lo general lleva a ser desleal o destruye expectativas. La persona que quiere amor pero solo recibe sexo se siente usada. La persona que solo quiere sexo pero debe fingir que quiere amor para conseguirlo se ve forzada a entablar una relación en la que se siente atrapada, y si consigue escapar de ella se siente deshonesta y vergonzosa.

3.

¿Cómo podría nuestra sociedad permitir que Tomas y Jen y otros tantos como ellos lleguen a mejor puerto? Lo primero es reconocer que ninguna necesidad tiene una ventaja moral sobre la otra: querer amor más que sexo, o incluso lo uno en lugar de lo otro, no es mejor ni peor que lo contrario. Ambas necesidades tienen un lugar en nuestro repertorio humano de sentimientos y deseos. La segunda condición es que como sociedad hemos de encontrar vías para asegurar que ambas necesidades puedan ser expresadas con total libertad, sin miedo ni culpa, sin recibir ningún tipo de condena moral. Tenemos que mitigar los tabúes que rodean ambos deseos, además de minimizar la necesidad del disimulo, los contratiempos emocionales y las culpas que esta artimaña provoca.

Mientras la única manera de tener sexo sea fingir que se está enamorado, algunos mentiremos y luego echaremos a correr. Y dado que la única manera de encontrar amor a largo plazo es actuando como aventureros temerarios dispuestos a tener sexo sin ataduras con desconocidos en una habitación de hotel, otros nos expondremos a sentirnos dolorosamente abandonados a la mañana siguiente.

Ha llegado el momento de conferir el mismo estatus a las necesidades de sexo y de amor, sin acotaciones morales al margen. Ambas se pueden experimentar independientemente y tienen el mismo valor y la misma validez. Ninguna necesidad debería requerir de la mentira para poder satisfacerse.

2. El rechazo

I.

Cuando una persona que nos gusta nos dice, en ese tono empalagosamente dulce en que suelen darse esas noticias, que preferiría que fuéramos solo amigos, lo que a menudo percibimos es la confirmación de que, como sospechábamos en secreto desde el principio, somos unos monstruos, unos seres aberrantes a los que nadie quiere tocar, es decir, algo así como una versión contemporánea del Hombre Elefante. Si el rechazo duele tanto es porque nos lo tomamos como una sentencia irrefutable emitida no solo sobre nuestro aspecto físico, sino sobre todo nuestro ser, y por ende (llegado este punto ya estamos llorando con la cara hundida en la almohada, con algo como Bach o Leonard Cohen como música de fondo) sobre nuestro derecho a la existencia.

2.

En una sección anterior de este libro se argumenta con cierta vehemencia que nuestra atracción sexual por los demás, aparentemente superficial, puede en realidad ser el síntoma de un entendimiento y una apreciación más profunda de esas personas. Ahora haríamos bien en matizar ese punto, a fin de conservar nuestro equilibrio mental después de haber experimentado una desilusión.

No debemos interpretar el rechazo sexual como un indicador de que la otra persona ha escudriñado nuestra alma y percibido con disgusto cada aspecto de nuestro ser. La realidad suele ser mucho más simple y menos aplastante. Por la razón que fuere, a ese individuo en particular no le excita nuestro cuerpo. Podemos consolarnos pensando que ese veredicto es automático, preconsciente e inmutable. La persona que nos ha rechazado no está siendo intencionalmente desagradable; simplemente no puede decidir. No podemos decidir quién nos atraerá sexualmente, de la misma manera que no podemos elegir qué sabor de helado o qué tipo de pintura preferimos.

En los momentos de crisis solo tenemos que recordar nuestros sentimientos hacia aquellas personas que nos habría convenido desear (porque eran amables, estaban disponibles y sentían atracción por nosotros), pero que sin embargo no nos gustaban físicamente. No por eso odiábamos a estos desafortunados. Podríamos habernos acostado con ellos por cariño, podríamos incluso haberlos encontrado muy tiernos en la cama, pero nuestra brújula sexual tiene otras ideas y no puede ser persuadida de cambiar el rumbo.

3.

En pleno dolor creado por el rechazo tenemos la costumbre de interpretar este como un «juicio moral», cuando más bien podríamos definirlo como una mera «contingencia». Podemos empezar a librarnos de la tortura reconociendo que las noches en que las cosas salen mal son solo noches de mala suerte.

La historia de la climatología nos resulta muy ilustrativa para seguir ese camino. En casi todas las sociedades primitivas la gente interpretaba las tormentas como castigos divinos (arruinaban las cosechas, inundaban los asentamientos y las casas), como una señal de que los dioses estaban enfadados por culpa de los humanos. Poco a poco la ciencia de la meteorología nos ha ayudado a librarnos de esas supersticiones equivocadas y dañinas. Ahora sabemos que nosotros no somos los culpables de las lluvias inclementes. Son solo el resultado de la interacción azarosa de las condiciones atmosféricas sobre el océano o detrás de una cadena montañosa. Una imprevisible mala suerte ha provocado que una corriente de agua desbordada inunde nuestros campos y arrase nuestros puentes como si fueran de cerillas, pero no es obra nuestra. Si nos tomáramos la lluvia como algo personal estaríamos añadiendo paranoia al misterio.

Del mismo modo que hemos aprendido a interpretar el clima, deberíamos también entender a aquellos que dulcemente nos dicen que prefieren retirarse temprano. Porque en realidad no elegimos con quien nos acostamos. La ciencia y el psicoanálisis ya han dejado claro que hay fuerzas ocultas que deciden por nosotros desde mucho antes de que nuestra conciencia tuviera algo que decir al respecto.

Aunque en pleno sufrimiento parezca difícil de creer, a veces un no es solo un no.

3. La falta de deseo

I. Infrecuencia

I.

Imaginemos una pareja, Daisy y Jim. Llevan siete años casados y tienen dos hijos: Mary, de dos años, y William, de seis. A las nueve y media de un día laboral, en su piso del sur de Londres, están tumbados en su cama de matrimonio, Daisy en un lado y Jim en el otro. En la tele echan un programa de viajes sobre Italia en el que comentan también la cocina de ese país, pero Daisy no está prestando mucha atención, ya que se está depilando las cejas con unas pinzas y un espejo de mano. Sus cejas son exuberantes, un rasgo que Jim admira e interpreta secretamente como un reflejo de la energía sexual de su mujer.

Daisy acaba de tomar una ducha y ahora está relajadamente envuelta en una toalla que le deja los pechos al descubierto. Cuando empezaron a salir Jim no hacía más que imaginar cómo serían esos pechos, y perdió el control por completo la primera vez que pudo lamerle los pezones. Ahora, sin embargo, los tiene delante de él y no le demandan mayor atención ni le excitan más que, por decir algo, un dedo pulgar o un antebrazo. A la larga el erotismo parece tener muy poco que ver con estar desvestido. Más bien brota de una promesa de excitación mutua, un hecho que puede no estar al alcance de dos personas desnudas en la cama, y por el contrario imponerse entre los miembros de otra pareja que están ascendiendo una montaña en un telesilla, ambos vestidos con gruesos trajes de esquí, guantes y gorros de lana. Mientras en la televisión el presentador se deleita con un cucurucho de pistachos, en la habitación las dos personas que descansan desnudas en la cama ofrecen el panorama frío y aséptico de una playa nudista del Báltico.

El programa se acaba y Daisy guarda sus utensilios. Jim alarga el brazo hacia el otro lado de la cama, le coge la mano y se la estrecha débilmente. Los dos se quedan quietos. Para un observador desprevenido podría parecer que no ocurre nada, pero un proceso significativo ya está en curso: Jim está tanteando si su mujer quiere sexo.

Por lógica cabría suponer que una relación estable o el matrimonio acaban automáticamente con la ansiedad que en otras circunstancias guía los intentos de una persona por inducir a otra a tener sexo. Pero si bien cualquiera de estas uniones puede convertir el sexo en una opción teóricamente constante, ninguna implica el permiso absoluto para llevar a cabo el acto en cualquier momento. Por otra parte, en un contexto donde la posibilidad es permanente, la falta de deseo sexual puede ser vista como una infracción de las normas básicas más grave de lo que supondría una desgana de este tipo en otros contextos. Después de todo, ser rechazado por alguien a quien acabamos de conocer en un bar no es tan sorprendente ni hiriente; existen recursos para afrontar esa clase de rechazos. Padecer el rechazo sexual de la persona con la que nos hemos comprometido a compartir nuestra vida es una experiencia mucho más extraña y humillante.

Ya han pasado cuatro semanas desde que Daisy y Jim hicieron el amor por última vez. Durante ese mes se ha acabado el invierno en todo el país. Las campanillas han florecido, los pichones de petirrojos han emprendido sus primeros vuelos, las abejas han comenzado su incansable patrullaje por los jardines. Si bien este último intervalo sin sexo puede parecer largo, la pareja está acostumbrada. El periodo de interrupción anterior fue de seis semanas, y el anterior a este, de cinco. Jim lleva la cuenta obsesivamente. Durante todo el año anterior él y su mujer solo hicieron el amor nueve veces.

Para Jim estas estadísticas son el reflejo vergonzoso de un aspecto esencial de su vida. Por una parte, sin duda, se trata de la sensación de orgullo herido. Pero además tiene que ver con nuestra cultura más amplia, y más concretamente con la magnitud que la historia reciente le ha asignado a la prioridad de dar rienda suelta al deseo, asegurando a la gente que ya no tiene que ocultar su cuerpo con ropa que no le sienta bien, ni temer ante la posibilidad de criar hijos no deseados, para considerar el sexo un mero factor de enriquecimiento personal y un pasatiempo inocente.

El hecho de que Jim no pueda hablar con nadie de su vida sexual con Daisy no contribuye a mejorar la situación. Las cenas con amigos no le dan la oportunidad de sacar un tema tan serio y a la vez tan irrelevante.

—Debes de estar cansada —le dice a su mujer, con lo que en realidad quiere decirle: «Te suplico que me demuestres que me quieres.»

—Me he levantado muy temprano —responde Daisy con un bostezo, una frase que Jim, con su historia psicológica y sus treinta y nueve años, interpreta como: «Estoy completamente asqueada de ti.»

Apagan las luces y se quedan acostados en silencio en la oscuridad. Jim nota que su mujer se da la vuelta un par de veces antes de quedarse dormida en una posición confortable, acurrucada de espaldas a él. En la calle se oyen ruidos: el claxon de los coches, el maullido de los gatos, algún grito, alguna risa de la gente que vuelve de fiesta. Pero en el interior de Jim solo se oye el ruido sordo de su miseria.

2.

Para empezar con una explicación lo más cándida posible, diremos que la escasez de sexo en las relaciones estables normalmente tiene que ver con la dificultad de alternar lo cotidiano y lo erótico. Las cualidades que el sexo nos demanda están en fuerte oposición con aquellas que requerimos para casi todas las demás actividades diarias. El matrimonio queda reducido (si no inmediatamente, con el paso de los años) al funcionamiento del núcleo familiar y la crianza de los hijos, tareas a menudo similares a las de la administración de una pequeña empresa, basadas en muchas de las mismas técnicas burocráticas y procedimientos, que incluyen gestión de tiempo, autodisciplina, ejercicio de la autoridad e imposición de reglas.

El sexo, que por el contrario hace hincapié en la expansión emocional, la imaginación, el retozo y la pérdida de control, debe por su propia naturaleza interrumpir esta rutina de regulación y autocontrol, amenazando con dejarnos en condiciones no aptas o con pocas ganas de retomar nuestras actividades administrativas una vez que nuestro deseo ha seguido su curso. No evitamos el sexo porque no sea divertido, sino porque sus placeres erosionan nuestras capacidades para aguantar la extenuante demanda que nos impone el orden doméstico. La renuencia a hacer el amor podría por tanto compararse con la actitud de un escalador o un corredor que prefiere no entregarse al lirismo y la grandeza creadora de un poema, digamos uno de Walt Whitman o de Tennyson, justo antes de escalar un pico o empezar una maratón.

El sexo, además, altera y desequilibra nuestra relación con el control del núcleo familiar. Su iniciación requiere que uno de los dos miembros de la pareja se muestre vulnerable y se exponga probablemente a la humillación revelando sus necesidades sexuales. Tenemos que dejar de discutir asuntos importantes (escoger un electrodoméstico o decidir adónde iremos en las próximas vacaciones) para centrarnos en cuestiones más estimulantes, como pedirle a nuestra esposa que se dé vuelta o interprete a una enfermera sumisa, o bien calzarnos las botas para empezar a insultarnos. La satisfacción de nuestras necesidades puede forzarnos a pedir cosas que, vistas con cierta distancia, pueden ser juzgadas como ridículas o despreciables, así que al final preferimos no dirigir estas demandas a una persona en quien debemos depositar nuestra confianza para muchas otras tareas en el transcurso de nuestra vida ordinaria y honrada.

El sentido común nos dice que una relación comprometida es el contexto ideal para expresarnos sexualmente, ya que no tendremos vergüenza de revelar nuestras necesidades más raras a la persona con la que nos hemos unido para toda la eternidad, en un altar y delante de doscientos invitados. Pero esta es una noción tristemente errónea acerca de lo que nos permite sentirnos seguros. De hecho puede que nos resulte bastante más fácil ponernos una máscara de cuero o fingir ser un pariente incestuoso y perverso con alguien con quien no tendremos que compartir el desayuno durante las próximas tres décadas.

Si bien la tendencia a dividir a la gente en las categorías de aquellos que amamos y aquellos con los que podemos tener sexo es típicamente masculina, las mujeres están lejos de ser inocentes en este aspecto. La dicotomía «virgen/zorra» tiene una exacta analogía con la no menos común «cariñoso/canalla», con la que las mujeres reconocen la atracción que en teoría sienten por los hombres amables, protectores y comprensivos pero al mismo tiempo no pueden negar la atracción sexual

superior que ejercen sobre ellas los crueles bandidos que par-
tirán hacia otro puerto en cuanto hayan terminado de hacer el
amor. Lo que tienen en común la zorra y el canalla en estos dos
escenarios es que no están presentes, ni física ni emocionalmente, por tanto no pueden ser testigos permanentes de nuestras rarezas y vulnerabilidad sexual, ni recordarnos ese aspecto
de nuestra vida. El sexo a veces puede ser algo demasiado privado como para compartirlo con alguien a quien conocemos
bien y vemos constantemente.

3.

Sigmund Freud fue más allá. Fue el primero que identificó una
razón mucho más compleja y profundamente arraigada sobre
la dificultad de tener sexo con una pareja estable. En un ensayo
escrito en 1912, y que lleva el incómodo y bonito título de *Sobre
la tendencia universal a la degradación en la esfera del amor*, Freud
sintetiza el doloroso dilema que parecía afligir a sus pacientes:
«Cuando aman no desean y cuando desean no pueden amar.»

Según Freud, nuestra vida sexual se deteriora por dos facto-
res inevitables relacionados con la educación. Primero, durante
la infancia, aprendemos el amor con gente con la que no podemos tener sexo, y luego, ya en la vida adulta, tendemos a elegir
compañeros que nos recuerdan mucho (aunque de un modo inconsciente) a aquellos a quienes amamos intensamente duran-

te la infancia. El conjunto de estas influencias crea un dilema perverso: cuanto más lleguemos a enamorarnos de alguien que no pertenezca a nuestra familia, más reviviremos la intimidad de nuestros primeros lazos familiares; de ahí que nos sintamos menos libres de expresar nuestros deseos sexuales con el ser amado. El tabú del incesto, originalmente creado para limitar los peligros genéticos de la endogamia, puede de este modo reducir y acabar con las posibilidades de disfrutar de un coito con una persona con quien no nos une ningún vínculo de sangre.

La probabilidad de que el tabú del incesto resurja en una relación de pareja aumenta considerablemente con la llegada de los hijos. Hasta entonces, el recuerdo del modelo parental sobre el que se basa inconscientemente la elección de un compañero puede mantenerse a raya gracias al afrodisíaco natural de la juventud, la ropa de moda, las discotecas, las vacaciones en el extranjero y el colegio. Pero todos estos profilácticos suelen abandonarse una vez que el cochecito del bebé está en el recibidor. Puede que seamos claramente conscientes de que no somos el progenitor de nuestra pareja, pero este conocimiento se irá volviendo cada vez más poroso en nuestro inconsciente a medida que vayamos asumiendo cotidianamente los roles del «papá» y la «mamá». Aunque no tengamos la intención de ver a nuestra pareja en ese papel, nos vemos obligados a ser testigos diarios de esa *performance*. Una vez que hemos acostado a los niños, no es raro que (en uno de esos lapsus que tanto gustaban a Freud) llamemos a nuestra pareja «mamá» o «papá», una confusión que puede estar agravada por el uso del mismo tono exasperado-disciplinario que a lo largo del día ha servido para mantener a raya a los pequeños.

Puede ser difícil para ambas partes asumir la verdad evidente pero esquiva de que uno es el progenitor del otro, y de que a pesar de lo poco atractivo que resulta tener sexo con un progenitor, no es este en realidad el problema al que se están enfrentando.

4.

Cuando hombres y mujeres renuncian a una relación duradera y estable para retomar las aventuras con amantes jóvenes, siempre es atribuido a un intento patético por ir en busca de la juventud. Sin embargo el motivo más profundo e inconsciente puede ser aún más patético: los que abandonan podrían estar intentando escapar de los fantasmas de los padres que al parecer se han encarnado en sus parejas, impidiendo cualquier intimidad sexual con ellas.

Pero cuando el sexo se ve envuelto en el tabú del incesto, está claro que la salida no es empezar desde el principio con un compañero diferente, ya que a la larga los nuevos amantes también acabarán convirtiéndose en figuras paternas una vez que la relación se vuelva estable. Lo que necesitamos no es una persona nueva, sino una nueva manera de percibir a la persona con la que estamos.

¿Cómo podemos llevar a cabo ese cambio de perspectiva? Una respuesta puede encontrarse en una práctica sexual que siempre ha atraído solo a una pequeña minoría, pero que sin embargo lleva implícita una moral de fondo aplicable a las relaciones prolongadas.

Hay parejas que encuentran placer en escoger juntos a una tercera persona, un desconocido, para que uno tenga sexo con él mientras el otro observa. El *voyeur* cede gustosamente su legítima posición y obtiene a cambio el placer erótico de ser testigo de la iniciación de su pareja.

No es un acto de altruismo. La tercera persona ha sido elegida con un propósito específico: recordarle al *voyeur* lo que le excita de su pareja. El que mira utiliza la lujuria de la tercera persona como un mapa para trazar el camino de regreso al deseo perdido entre la rutina. A través del desconocido, el *voyeur* puede experimentar la misma excitación que sintió la primera noche por una pareja con la que lleva veinte años.

Una variante de este método consiste en que un miembro de la pareja le haga fotos al otro, para luego colgarlas en internet y solicitar una opinión sincera a los internautas de todo el mundo.

La tradición, los celos y el miedo son lo bastante fuertes como para impedir que estas prácticas se extiendan en gran medida, pero sirven para que entendamos con claridad los mecanismos de la percepción que haríamos bien en incorporar a nuestras relaciones. La solución al estancamiento sexual prolongado está en aprender a ver a nuestra pareja como si la estuviéramos contemplando por primera vez.

Una opción menos amenazadora y drástica de este cambio de percepción podría ser registrarse en un hotel por una noche. La ausencia de erotismo que percibimos en nuestra pareja está a menudo relacionada con el entorno fijo en el que se desarrollan nuestras vidas. La culpa de que no tengamos más sexo bien podría ser la presencia constante de la alfombra o las sillas de la sala, ya que nuestro hogar nos lleva a percibir a los otros de acuerdo con la actitud que exhiben normalmente entre esas cuatro paredes. El telón de fondo está permanentemente coloreado por las actividades hogareñas (pasar la aspiradora, dar el biberón, hacer la colada, colgar la ropa, llenar los impresos de la declaración de la renta) y nos devuelve el reflejo del ambiente, impidiéndonos así introducir cambios. Los muebles permanecen quietos e insisten en que no los cambiemos de sitio.

De ahí la importancia metafísica de los hoteles. Las paredes, la cama, el tapizado de las sillas, el servicio de habitaciones, la televisión y los jabones pequeños con envoltorios apretados son más que una respuesta al gusto por la lujuria. También nos animan a conectar de nuevo con nuestra sexualidad hace tiempo olvidada. No hay límites que no puedan superarse con un baño compartido en una bañera ajena. Podemos volver a hacer el amor placenteramente porque hemos redescubierto, detrás de los roles que debemos asumir a diario en circunstancias domésticas, la identidad sexual que nos atrajo de nuestra pare-

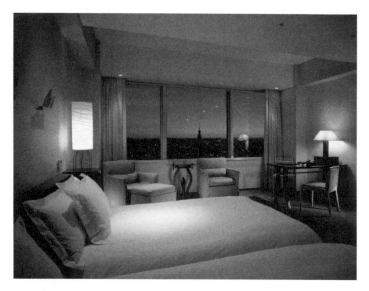

No podemos esperar ser capaces de seguir haciendo el amor si la alfombra es siempre la misma. Hotel Park Hyatt, Tokio.

ja desde el primer momento. Un acto de percepción estética para el que serán de gran ayuda un par de albornoces, una cesta de frutas y una ventana con vistas a un puerto desconocido.

5.

Al considerar cómo podríamos hacer que renaciera el deseo hacia nuestra pareja, nos será sumamente instructivo conocer la manera en que los artistas abordan la tarea de pintar el mundo. Si bien se ocupan de asuntos diferentes, el amante y el artista se encuentran con la misma debilidad humana: la tendencia a acostumbrarse a todo y aburrirse, y a afirmar que todo lo conocido carece de interés. Somos propensos a añorar inmerecidamente la novedad, el romanticismo cursi o la pasión y el *glamour*.

Ciertas obras de arte, sin embargo, tienen el poder de hacernos ver con nuevos ojos aquello que ya creemos comprender y de revelarnos nuevos encantos, inadvertidos u ocultos bajo la superficie. Delante de una obra de esta naturaleza sentimos que recuperamos la apreciación de elementos supuestamente banales. El cielo nocturno, un árbol sacudido por el viento en un día de verano, un niño barriendo un patio, o el ambiente de un restaurante en una ciudad grande son plasmados no como motivos insípidos u obvios, sino como territorios de interés y complejidad. Un artista encuentra maneras de resaltar las dimensiones más conmovedoras, impresionantes e intrigantes de una escena y fijar su atención en ellas, de modo que renunciamos al desinterés anterior y empezamos a ver en cuanto nos rodea un poco de lo que Constable, Gainsborough, Vermeer y Hopper supieron descubrir.

A excepción de los cocineros, los amantes de la buena mesa y los granjeros, poca gente en la Francia del siglo XIX había detectado algo particularmente interesante en los espárragos. Hasta que Edouard Manet pintó un manojo en 1880 y llamó la atención sobre la maravilla inherente a la aparición anual de este vegetal en primavera. Más allá de la excelencia de la técnica, el efecto deslumbrante de este cuadro no se debe a que Manet inventara los encantos de los espárragos, sino más bien a que recuerda atributos que la gente ya conocía pero que por su mirada «ciega» y acostumbrada ya había olvidado. Donde cualquiera de nosotros habría visto solo unos tallos blancos sin interés, el artista observó y luego reprodujo el vigor, el color y la individualidad, rescatando un objeto sencillo y elevándolo a la categoría de elemento sacramental a través del cual podemos acceder a una filosofía redentora de la naturaleza y la vida rural.

Para rescatar una relación prolongada de la pasividad y el aburrimiento, podríamos aprender a aplicar para nuestro fin la misma transformación imaginativa que Manet llevó a cabo con sus vegetales. Deberíamos tratar de localizar lo bueno y lo bello debajo de las capas de la costumbre y la rutina. A menudo hemos visto a nuestra pareja empujando un cochecito, regañan-

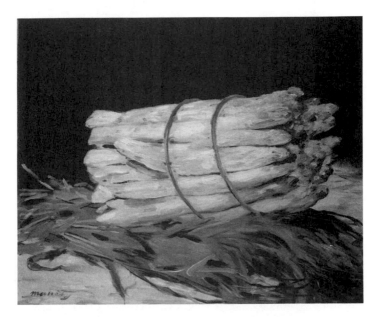

La manera en que Manet plasma los espárragos encierra una enseñanza para las relaciones duraderas. *Manojo de espárragos*, Edouard Manet, 1880.

do a un niño, enfadado con los de la compañía eléctrica y volviendo del trabajo abatido. Eso nos ha hecho olvidar ese lado suyo que sigue siendo aventurero, impetuoso, descarado, inteligente, y que, lo más importante, sigue estando vivo.

6.

Ahora bien, si ya lo hemos intentado todo y aun así no funciona, si el sexo con nuestra pareja sigue siendo infrecuente y soso, ¿cómo no vamos a sentirnos desconcertados, molestos y amargados?

La sociedad moderna dará todo el crédito a nuestra frustración: todo lo que no sea un estado de satisfacción total huele a resignación y derrota absoluta. El sexo frecuente y gratificante con la pareja es considerado la norma, y todo lo que se aparte de la norma está abocado a lo patológico. La industria de la terapia de sexo, desarrollada principalmente en Estados Unidos durante la segunda mitad del siglo XX, ha centrado la mayor parte de sus esfuerzos en asegurarnos que en el matrimonio debería existir un deseo constante. Los pioneros de la sexología, William Masters y Virginia Johnson, fueron los primeros en proclamar que es un derecho permanente de toda persona casada disfrutar del sexo con su cónyuge desde el matrimonio hasta la tumba. En su libro *Insuficiencia sexual humana* (1970), que obtuvo un gran éxito de ventas, empezaron sistemáticamente

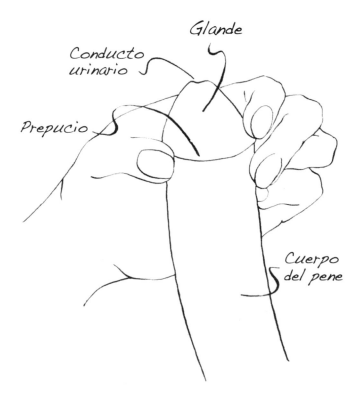

Expandiendo las fronteras del conocimiento. Un ilustrativo dibujo extraído de *Insuficiencia sexual humana*, 1970, Masters y Johnson.

a identificar y suministrar antídotos contra todos los impedimentos que la pareja pudiera encontrar durante la búsqueda de un placer sexual interminable: contracción vaginal, trastorno del deseo sexual, dispareunia, incompetencia eyaculatoria y efectos del envejecimiento.

Masters y Johnson llenaron el libro de ilustraciones y sugerencias redactadas en un tono amable para llevar a cabo útiles ejercicios que podían servir a las parejas. A día de hoy el libro sigue siendo atrevido y sorprendente a su manera, en su esmero por sacar a la luz uno de los niveles más ocultos del sufrimiento humano. Para un problema tan antiguo como el tiempo los autores proponían un tratamiento solidario.

El primer paso en la terapia de incompetencia eyaculatoria propone que la mujer fuerce la eyaculación manualmente. Podría llevarle días lograr su propósito. La principal idea que aquí se trasmite a los miembros de la pareja es que no hay prisa.

Sin duda ha habido una evolución en nuestra sociedad. La prueba es que se puede escribir sobre sexo y que dos adultos pueden discutir sobre el tema sin inhibiciones ni dramatismo mientras los niños duermen en su habitación.

Sin embargo, es probable que haya algo extraño, y hasta perverso, en un planteamiento que implacablemente diagnostica como patología la falta de sexo regular. ¿No podríamos cambiar el enfoque y pensar que, lejos de indicar que algo va mal, la disminución del deseo y la frecuencia sexual en la pareja es sencillamente un hecho biológico inevitable y, en consecuencia, una prueba de normalidad? Rebelarse contra esto es como reconocer que no siempre estamos radiantes de alegría. Dado lo excepcional del buen sexo, ¿realmente debemos seguir considerando la frecuencia como la norma? Por supuesto que sería ideal que el sexo y el matrimonio pudieran coexistir sin inconvenientes, pero no basta con desearlo. ¿No sería por tanto más sabio modificar nuestras expectativas, librar la «irregularidad» de estigmas y diagnósticos y volvernos hacia el otro lado de la cama, dispuestos a aceptar sin rencor y con estoicismo algunos de los compromisos necesarios del amor duradero?

II. Impotencia

I.

Es más fácil reconocer haber estado en la cárcel que haber padecido impotencia. Hay pocas cosas que avergüencen más a un hombre, o que provoquen un mayor sentimiento de rechazo en su mujer. Es una anomalía física con connotaciones morales, que atenta contra las normas de la decencia y la masculinidad, a la vez que parece reprochar algo al aspecto físico y la personalidad de la pareja. Son muchas las tragedias que acongojan a la raza humana, pero rara vez son tan intensas como aquellas que se viven en la cama después de que una mujer ha intentado repetidas veces y sin éxito que el hombre tenga una erección. En esos momentos el suicidio ya no parece una opción remota ni poco razonable.

El problema real de la impotencia no es tanto la pérdida de placer que supone (ya que puede ser compensada con la masturbación) como el golpe asestado a la autoestima de los dos miembros de la pareja. La impotencia es considerada una catástrofe por la percepción del significado de «flacidez».

Pero el argumento que aquí daremos demostrará que estamos gravemente equivocados en nuestra interpretación, y que si evaluáramos el asunto con mayor claridad no solo dejaríamos de sentirnos incómodos al sufrir una impotencia generada psicológicamente, sino que tal vez hasta estaríamos orgullosos.

2.

Deberíamos empezar por establecer los límites de un tema que un día deberá ser tratado con la seriedad de un estudio académico: historia de la impotencia.

Supongamos, aunque tenemos pocas pruebas empíricas concretas, que en el albor de su existencia el género humano rara vez era importunado por la impotencia. Los primeros homínidos que vivían en las cuevas húmedas y frías del centro de Francia, o en los refugios de paja en medio del calor sofocante del Gran Valle del Rift, seguramente lo tenían muy difícil para encontrar comida, evitar a los animales peligrosos, coser calzones y comunicarse con los parientes lejanos. Pero el sexo no era un problema para ellos, porque sin duda los hombres cazadores al levantarse por la mañana no se preguntaban si sus compañeras iban a tener ganas esa noche, o si iban a mostrar rechazo o aburrimiento al ver sus penes. El raciocinio y la bondad todavía no habían interferido en el libre curso de los impulsos animales, ni lo harían de un modo convincente durante muchos milenios, hasta que la filosofía clásica y luego la ética judeocristiana se filtraran en la población de Occidente. La impotencia se originó con el aumento del sentimiento de empatía basado en la Regla de Oro: «No hagas a los demás lo que no te gustaría que te hicieran a ti.» Por raro que parezca, fue el fruto problemático de nuestra inclinación a preguntarnos qué sentiría el otro y a tener en cuenta sus objeciones respecto de nuestras invasivas e insatisfactorias demandas.

De acuerdo con esto, todo el que tenga conciencia de sí mismo alguna vez caerá en la cuenta de hasta qué punto puede resultar desagradable nuestro deseo sexual para otra persona, lo contrario a la razón que puede parecer, lo poco atractiva que puede ser nuestra carne e indeseables nuestras caricias, y por lo tanto sabrá lo cuidadoso que conviene ser cuando se trata de seducir. Cuanto más fértil sea nuestra imaginación, más temeremos ofender a los demás, hasta el extremo de que incluso cuando contemos con la aprobación para el sexo posiblemente no seamos capaces de dejar a un lado nuestras dudas, y si somos hombres esto tendrá consecuencias fatales, pues no podremos alcanzar la erección. Es la civilización en sí misma, con su fe en los derechos humanos, su respeto por la bondad y su sofisticación moral lo que involuntariamente ha generado un aumento incalculable de fiascos en los momentos de intimidad sexual. El desarrollo de nuestra capacidad para el amor y la ternura pueden irónicamente convertirnos en personas demasiado sensibles como para atrevernos a incordiar a una persona con el fin de llevarla a la cama.

La civilización sin duda ha aportado virtudes sumamente beneficiosas para la relación entre hombres y mujeres, como la gentileza y el tacto, la idea de igualdad y una mayor equidad en la asignación de las tareas domésticas. Hay que reconocer, sin embargo, que todo eso nos lo ha puesto más difícil (al menos a los hombres) para tener sexo. Ahora sabemos que nunca debemos insistir, expresar bruscamente nuestras necesidades o considerar a la otra persona como un instrumento para nuestro uso y placer.

Aunque nuestra vacilación y vergüenza tengan buenas intenciones, y aunque se basen en nuestros impulsos más benévolos, pueden llevarnos a engaño en ocasiones prometedoras. De vez en cuando podemos cruzarnos con personas a las que no les horrorizaría nuestra urgencia y temperamento sexual, y que no verían nada malo en llegar a los extremos del erotismo. Sin embargo estos candidatos podrían necesitar que nosotros diéramos el primer paso, tal vez porque si bien necesitan tener sexo, quizá también requieran que alguien se lo recuerde. Es probable que tengan la mente tan ocupada con asuntos serios y distracciones cotidianas que solo la intervención exterior puede lograr que vuelvan a familiarizarse con su libido. Si hay que romper siempre el candado de la timidez, una parte debe superar el miedo y asumir el riesgo de importunar a la otra, apostando por que al final, después de un momento de confusión y resistencia, el sexo acabará revelando sus múltiples atracciones.

En estas maniobras iniciales, por tanto, el sexo bienintencionado, tierno y considerado puede a veces ser interpretado como una muestra de indiferencia hacia lo que la otra persona siente o desea.

3.

La impotencia es, pues, básicamente un síntoma de respeto, un miedo a causar displacer por la imposición de nuestros deseos o la incapacidad de satisfacer las necesidades de nuestro compañero. La popularidad de los medicamentos creados para combatir la disfunción eréctil es un indicador de la ansiedad colectiva de los hombres modernos por encontrar un mecanismo fiable para superar el miedo sutil y civilizado de decepcionar o disgustar a los demás.

Un enfoque más apropiado y al margen de los medicamentos consistiría en una campaña (tal vez por medio de carteles o anuncios de página completa en revistas en papel cuché) para promover entre ambos géneros la idea de que a menudo cierto nerviosismo en un hombre, lejos de constituir un problema, es en realidad una cualidad que debería tenerse en cuenta y valorarse como la muestra de un tipo evolucionado de ternura. El miedo a desagradar, a quedar en ridículo, a decepcionar es en primer lugar un signo de moral. La impotencia es el resultado de la imaginación ética; tanto es así que en el futuro los hombres tal vez podríamos aprender a fingir episodios de impotencia para demostrar nuestras profundas cualidades morales, tal como hoy en día nos encerramos en el lavabo para tomar una pastilla de Viagra y demostrar la extensión de nuestra virilidad.

III. Resentimiento

I.

Volvamos con Daisy y Jim, la pareja de la zona sur de Londres que lleva un mes sin hacer el amor. La razón por la que Daisy no quiere tener sexo con su marido después de apagar la televisión y las luces es que está furiosa con él, aunque él no podría entender por qué, y de hecho ella tampoco. Durante el día ella se ha mostrado tranquila y comedida. Hace algunas horas los dos han conversado amablemente durante la cena, solo sobre trivialidades, y ella no ha expuesto ninguna queja ni se ha mostrado disgustada en ningún momento. Ahora, mientras está tumbada en la cama, tampoco tiene ningún reproche concreto que hacerle a su marido. Ni siquiera está pensando en él. Se siente un poco triste, tiene ganas de estar sola, le preocupa todo lo que tiene que hacer al día siguiente.

La idea que se tiene de la ira lleva a pensar en rostros enrojecidos, gritos y portazos, pero la mayoría de las veces adopta formas diferentes, pues cuando no tiene causas concretas simplemente tiende al entumecimiento.

Hay dos razones por las que olvidamos que estamos molestos con nuestra pareja, y eso explica que nos volvamos apáticos y melancólicos y seamos incapaces de tener sexo con él o con ella. En primer lugar, porque los incidentes que nos molestan ocurren de manera tan imperceptible, en situaciones de caos y agitación (en el desayuno, antes de partir para la escuela o durante una conversación por el móvil en un día de mucho viento), que no reparamos lo suficiente en la ofensa como para protestar en ese momento. La flecha se ha disparado, nos ha herido, pero carecemos de recursos u orientación para saber cómo y dónde exactamente ha perforado nuestra armadura. En segundo lugar, no exteriorizamos nuestra ira ni siquiera cuando conocemos su causa, pues el motivo de que estemos ofendidos puede parecer tan trivial, quisquilloso o extraño que nos expondríamos al ridículo si lo confesáramos. El mero hecho de pensar en ello ya puede resultarnos bochornoso.

Por ejemplo, una mujer puede sentirse profundamente herida porque su compañero no se entera de que lleva un nuevo corte de pelo, o porque no usa la tabla para cortar el pan y lo llena todo de migas, o porque se pone a mirar la televisión sin preguntarle siquiera cómo ha ido el día. No parecen motivos como para presentar una queja formal. Anunciar algo del tipo «Estoy enfadada contigo porque no empleas la tabla para cortar el pan» es arriesgarse a quedar como una persona inmadura o un poco chiflada. De hecho, una objeción de este tipo bien podría interpretarse como un signo de ambas cosas, pero como la inmadurez y la locura forman parte en gran medida de la condición humana, no haríamos nada mal en suscribir (después de sufrir) nuevas ideas más optimistas. Discusiones como estas, sobre temas objetivamente banales y absurdos para los que no forman parte de la relación, marcan la vida de todas las parejas. Es una cuestión de ambición. Enamorarse es idealizar, es el intento de encarnar la perfección en un proyecto que abarca todas las actividades, desde lo más importante (como la educación de los hijos y la compra de una casa) hasta las cuestiones menores (por ejemplo, dónde debería ir el sofá y qué haremos el jueves por la noche). En el amor, por lo tanto, siempre estamos expuestos al dolor o a sentir que se ha traicionado alguno de nuestros ideales. Una vez que nos vemos envueltos en una relación ya no hay detalle que carezca de importancia.

Durante el transcurso de una semana normal, cada miembro de la pareja puede ser alcanzado y herido por docenas de flechitas sin ni siquiera percatarse de ello. La única secuela evidente de estas heridas es un enfriamiento casi imperceptible de la relación, y fundamentalmente la renuencia de uno de ellos a tener sexo con el otro, pues el sexo no es algo que se pueda obsequiar fácilmente cuando estamos enfadados, sobre todo si no somos conscientes de que lo estamos.

La situación tiende a convertirse en una espiral de antipatía. El que ha hecho daño sin querer será castigado sexualmente, lo que lo llevará a lanzar más flechas subrepticias causando heridas que pasarán inadvertidas y suscitarán más agresiones encubiertas y maniobras de alejamiento.

Finalmente es probable que todo estalle, incluso entre personas generosas y racionales que en otras circunstancias han sido buenos compañeros, buenos amigos y buenos ciudadanos.

JIM: Nunca tienes ganas de hacer el amor.

DAISY: No es cierto, solo que ahora no me apetece.

JIM: Eso es lo que dices siempre.

DAISY: No es cierto, solo que no me gusta que me fuercen.

JIM: ¡Yo no te estoy forzando!

DAISY: Claro que sí, me intimidas.

JIM: ¿Sabes?, estoy empezando a pensar que eres frígida.

DAISY: Y yo empiezo a darme cuenta de que eres un cerdo.

JIM: Dormiré en la otra habitación.

DAISY: Vale. Me da igual.

En un momento u otro miles de discusiones parecidas se han producido en todas partes del mundo, sobre todo en áreas privilegiadas, en lugares donde no hay guerras ni pobreza extrema, solo centros comerciales y universidades caras. La manera en que se pierde el tiempo y la vida parece lamentable, pues a pesar del intercambio de insultos los oponentes probablemente se aman, y serían buenos el uno con el otro si pudieran deducir cómo han llegado a semejante estado de irritación.

2.

A estas alturas la humanidad sabe de sobra por qué las parejas rompen y las relaciones se acaban. Los motivos se exponen en las sobrias páginas de los libros de bolsillo sobre psicología que llevan títulos como *Parejas en tratamiento: técnicas y métodos para una terapia efectiva* (este volumen en concreto fue escrito por dos psicoterapeutas británicos llamados Gerald Weeks y Stephen Treat).

Si bien la información está al alcance de todos, esta tiene la desagradable costumbre de no estar disponible cuando atravesamos una crisis. No tenemos testigos objetivos a los que podamos pedir consejo, y carecemos de un mantra para recitar a fin de invocar pensamientos positivos. Nuestro conocimiento es intelectual e intransferible. Estamos destrozados por la rapidez abrumadora con que han sucedido las cosas y somos incapaces de tranquilizarnos y reflexionar, de elevarnos por encima del campo de batalla y contemplarlo todo con una perspectiva que olvide los reproches y se centre en las verdaderas razones del dolor y el miedo.

En un mundo mejor ordenado, en lugar de dejar que Jim y Daisy insistan en su empeño de medir la supuesta maldad del otro, Gerald Weeks y Stephen Treat se ocuparían de ellos, los sentarían juntos en una habitación tranquila y los animarían a pensar cómo han llegado a ese infierno. Con tiempo y esfuerzo la pareja podría empezar a darse cuenta de que la hostilidad hacia el otro está configurada por el flujo de la personalidad individual a través de los conductos emocionales distorsionados de sus infancias particulares.

En un mundo perfecto, todas las parejas visitarían a un psicoterapeuta semanalmente, sin ni siquiera tener que planteárselo. La sesión sería una actividad más de una vida feliz y normal, como la cena de los viernes para los judíos, y tendría la misma función catártica que ese ritual. Sobre todo, ninguno de los dos se sentiría juzgado por la sociedad como un loco por acudir a terapia, lo cual es la principal razón por la que la gente se niega a ver a un psicoanalista y acaba enloqueciendo poco a poco.

El terapeuta ideal estudiaría la historia de la pareja, exploraría sus conflictos actuales y trataría de ser el catalizador para el tipo de cambio que la pareja no puede llevar a cabo por sí misma, ya sea por debilidad, falta de tiempo o confusión. Recordaría a sus clientes que cualquier intercambio, por pequeño que sea, puede tener significado y desencadenar una oleada de recriminaciones y resentimientos que impedirá que mantengan relaciones sexuales. Les enseñaría a tratar cuidadosamente con asuntos complicados en una relación. Les pediría a ambos que acudieran a la sesión con una lista de asuntos que han surgido durante la última semana, e insistiría en que cada uno escuchara las quejas del otro comprensivamente, sin recurrir a la ira ni a la autocompasión para justificarse. Les advertiría que si no hacen el amor por lo menos una vez a la semana experimentarán un exceso de libido para el que tendrán que buscar otras salidas, con las consecuentes implicaciones para la unión de la pareja. Revisaría los historiales psicológicos de ambos y se esforzaría por mostrar a la pareja que, a causa de sus respectivos pasados, cada uno de ellos ha distorsionado e interpretado mal la realidad. Y cuando estallara una discusión instaría a cada uno a ver a su compañero como un ser herido y triste y no como una persona malvada y rencorosa.

Esta clase de terapeuta ocuparía el lugar de un sacerdote moderno, necesario para una época que ya no cree en la absolución religiosa ni en la idea de la vida eterna, pero que sigue necesitando en gran medida de las mismas cualidades humanas.

3.

Si un servicio como ese todavía no existe es simplemente porque el capitalismo se halla todavía en los primeros estadios de desarrollo. Podemos pedir que nos envíen frutas exóticas a casa y fabricar microconductores, pero nos resulta muy difícil encontrar maneras efectivas para examinar y sanar nuestras relaciones. El problema es que creemos que ya sabemos todo lo que hay que saber para estar con otra persona, sin habernos tomado la molestia de aprender nada. Sabemos tanto de esto como de aterrizajes de aviones o de neurocirugía. Mientras que en la mayoría de los lugares de trabajo abundan las acciones para que los empleados no se maten entre ellos, las parejas modernas siguen negándose a introducir prácticas estandarizadas y a recurrir a una ayuda externa en sus relaciones. Se insiste en la idea de que de tanto «pensar» podríamos dejar de «sentir», como si no fuera ya evidente que pensar de manera constante tal vez sería lo único que nos salvara de destruirnos los unos a los otros.

En nuestra cultura existe un consenso abrumador respecto de que la principal dificultad en las relaciones radica en encontrar a la persona «perfecta», y no en cómo amar a un ser humano real (es decir, a una persona inevitablemente imperfecta). La renuncia a esforzarnos en el amor está ligada a nuestra primera experiencia emocional. Fuimos amados por personas que nos ocultaban la verdadera magnitud del sacrificio que eso suponía, que nos amaban incondicionalmente sin pedirnos nada a cambio, que rara vez revelaban su vulnerabilidad, su ansiedad o sus necesidades, y que eran (al menos en muchos casos) mejores padres que esposos. Por eso crearon, aunque lo hicieran con la mejor de las intenciones, una ilusión que a la larga tiene graves consecuencias para nosotros, en la medida de que no nos prepara para el esfuerzo que se nos exige para que incluso la mejor de las relaciones posibles llegue a funcionar.

Podemos adoptar un punto de vista equilibrado del amor adulto. Para eso no tenemos que recordar lo que sentíamos al ser amados como niños, sino más bien imaginar lo que suponía para nuestros padres brindarnos amor: a saber, un enorme esfuerzo. Solo así seremos capaces de distinguir quién es el que arroja las flechas en nuestra relación y por qué, y en consecuencia darnos la oportunidad de disfrutar de una mejor vida en común, y, a modo de premio, de momentos de sexo más frecuentes y afectuosos.

4. Pornografía

I. Censura

I.

Cuando sus demonios se desbocan y Daisy está dormida, Jim suele levantarse furtivamente de la cama, sube las escaleras, entra en la pequeña habitación donde está el ordenador y se sienta frente a la pantalla.

Como siempre proclaman sus defensores, Internet es una herramienta educativa descomunal que conecta intelectos de los cinco continentes en una gigantesca y única mente global permanentemente activa. A Jim le basta con hacer clic y teclear para empezar a navegar por los anaqueles virtuales de la Biblioteca del Congreso, consultar el estado del tiempo en el sur de Italia, mirar una exposición de coches antiguos en California o indagar en los gráficos de la temperatura media de la Tierra durante las últimas dos décadas.

Sin embargo, con la misma facilidad puede realizar una búsqueda en un sitio de prostitutas adolescentes y perder la cabeza. No es de extrañar que la venta de la literatura seria esté decayendo en todo el mundo: los libros tendrán que empezar a ser realmente interesantes para competir con esto. El resto (el aterrizaje de una nave espacial en Marte, la primera participación de un niño en un pesebre, el descubrimiento de quince folios de Shakespeare desconocidos hasta el momento) lo tendrá difícil. La verdadera pregunta de estos tiempos es por qué un hombre debería optar por vivir su propia vida en lugar de hacer clic compulsivamente, pasando de *amateurs* a rubias, de sado a interracial, de pelirrojas a travestis.

2.

Hay algunas almas benditas cuya experiencia directa con la pornografía consiste en haber ojeado un par de números antiguos de *Playboy*, o quizás haber echado un vistazo hace años a una película en una habitación de hotel. Esta gente considera el género reconfortantemente «falso», y por tanto incapaz de afectar la conducta de una persona inteligente y razonable. Pero esto, lamentablemente, está muy lejos de la realidad. La pornografía moderna es tan real que se parece a nuestras vidas en cada detalle, con la significativa diferencia, claro está, de que en aquella todo el mundo tiene sexo continua y felizmente.

La pérdida de tiempo relacionada con la pornografía es alarmante. Algunos estudios económicos calculan que la industria genera diez mil millones de dólares al año, pero esta cifra no expresa el coste real de la energía humana desperdiciada: alrededor de doscientos millones de horas anuales que podrían dedicarse a crear empresas, educar a los niños, curar el cáncer, escribir obras maestras u ordenar el altillo, en lugar de estar embobado frente a la pantalla visitando páginas web de contenido porno como *www.hotincest.com* y *www.spanksgalore.com*.

3.

Después del orgasmo se vuelve evidente que la pornografía no encaja en absoluto con el resto de nuestros planes. Hace un instante estábamos dispuestos a sacrificar todos los bienes del mundo a cambio de otro clic, y ahora debemos enfrentarnos al horror y la vergüenza de nuestro desequilibrio mental momentáneo. La nobleza, tal como la concebía Aristóteles en su *Ética a Nicómaco* (el apogeo de lo que es distintivamente humano conforme con las virtudes), ha quedado muy atrás cuando en alguna parte de la antigua Unión Soviética una mujer anónima es penetrada forzosamente por tres penes a la vez mientras se graba la escena para el entretenimiento de una audiencia de enfermos mentales. La dignidad, la felicidad y la moral ha quedado muy lejos, pero no así el placer, al menos para ciertas miradas.

Sin embargo, no es fácil resistirse a esta sustancia tóxica. Una alianza improbable y en parte involuntaria entre Cisco, Dell, Oracle y Microsoft por un lado y miles de proveedores de contenidos porno por el otro se han aprovechado de la debilidad del género masculino. La mente del hombre, originalmente diseñada para responder a imágenes apenas más tentadoras que la de una mujer de una tribu de la sabana, carece de defensas para el bombardeo de continuas invitaciones a participar en escenarios eróticos que serían excesivos incluso para la retorcida mente del marqués de Sade. No hay nada lo bastante sólido en nuestra constitución psicológica que permita compensar el desarrollo de nuestra tecnología, nada que contenga nuestro deseo de renunciar a todas las prioridades para pasarnos unos minutos (que suelen convertirse en horas) en el oscuro agujero de *www.springreakdelight.com.*

No era difícil concentrarse en la lectura de un cuento de Chéjov a la luz de la vela cuando la única otra alternativa para entretenernos era charlar con un vecino que vivía a veinte minutos andando. Pero qué posibilidad tiene Chéjov o cualquier otro escritor hoy en día cuando podemos dividir nuestra pantalla en dos, a la izquierda un collage de animadoras desnudas, y a la derecha el MSM Messenger, con el que mantenemos una conversación en tiempo real con una esbelta bailarina polaca de veinticinco años (que en realidad es un camionero obeso de cincuenta y tres) que nos anima dulcemente a dar los primeros pasos en nuestro despertar sexual, mientras nos hacemos pasar por una adolescente curiosa que todavía no se atreve a experimentar con el lesbianismo.

4.

Cuando entre los siglos XVII y XVIII empezó a desarrollarse el marco intelectual de nuestra sociedad moderna, con pensadores como John Locke, Voltaire, Thomas Jefferson y Thomas Paine, el ideal de la libertad personal ocupaba el centro del pensamiento. En una sociedad ideal, en la intimidad los ciudadanos tenían la libertad de leer lo que quisieran, mirar lo que quisieran y adorar lo que quisieran. Los únicos límites impuestos a la libertad individual eran los que estaban pensados para prevenir daños a terceros. La gente no podía matar a su vecino o robarse el sustento de los demás, pero a excepción de esos actos extremos podían hacer lo que quisieran. El principio fundamental fue célebremente reconocido en el ensayo de Stuart Mill *Sobre la libertad* (1859): «La única libertad que merece ese nombre es la de buscar nuestro propio bien por nuestro propio camino, en tanto no privemos a los demás del suyo o les impidamos esforzarse por conseguirlo. Cada uno es el guardián de su propia salud física, moral y espiritual.»

Hasta el día de hoy, cuando pensamos en lo más distintivo y honorable de una democracia tendemos a elegir la libertad. La defensa espontánea de esta idea tiene dos fundamentos. Primero, nuestro pacto es preventivo: conocemos muy bien los peligros asociados a la intervención del Estado. Considerando inaceptable que una persona se inmiscuya en la vida de la otra, sostenemos que los beneficios potenciales de restringir las actividades de los demás no compensan los peligros inherentes. Es preferible dejar que la gente haga su vida, en lugar de correr el riesgo de provocar una catástrofe por intervenir. Si persiste alguna duda respecto de esto, ahí están los fantasmas de Hitler y Stalin para recordarnos lo que puede pasar cuando una persona cree saber lo que es mejor para el resto.

En segundo lugar, y con mayor optimismo, la defensa de la libertad se basa en la creencia de que somos seres humanos maduros, criaturas racionales, capaces de evaluar adecuadamente nuestras necesidades, velar por nuestros intereses y valernos por nosotros mismos sin necesidad de protección. Aquello a lo que estamos expuestos no requiere ser controlado, porque nuestra preparación evita que nos veamos influenciados por las imágenes que contemplamos o los libros que leemos. Un libro o un cuadro no pueden provocarnos un daño irreparable. No nos volveremos violentos por leer una novela truculenta ni perderemos el sentido de la moral por ver una película o una fotografía. Nuestro equilibrio mental es más fuerte y nos hace impermeables. Podemos vivir con eso y sentirnos orgullosos de la libertad de prensa y de la libre expresión.

5.

En casi cada detalle esta doctrina contradice la creencia de las religiones. No es de extrañar, puesto que la filosofía del liberalismo moderno se desarrolló en gran medida como oposición a la tendencia de la doctrina religiosa. Por su parte, las religiones siempre han argumentado que poseen un conocimiento superior del bien y el mal y por tanto se ven obligadas a imponer su sistema de valores, si es necesario con firmeza y coerción. Además, sostienen que los seres humanos no son en absoluto impermeables a la influencia de los mensajes que reciben. Pueden verse en gran medida afectados por aquello que ven o leen, y en consecuencia hay que protegerlos de sí mismos. En definitiva, necesitan la censura.

El mundo entero por lo general se espanta al evocar los experimentos de los nazis y los soviéticos, como así también la vengativa estupidez de la Inquisición. Sin embargo, antes de rechazar sin más la idea de la censura, y aunque haga que nos remontemos inevitablemente a escenarios de espanto, acaso merezca la pena considerar la posibilidad de que existiera una variedad de censura beneficiosa y necesaria. Quizá sea cierto, como argumentarían muchas religiones, que somos vulnerables frente a lo que vemos y leemos. Quizá no somos inmunes a la influencia de los libros y los contenidos visuales. Puesto que somos en gran medida seres apasionados e irracionales, zarandeados por los deseos y las hormonas destructivas, no se requiere mucho para hacernos perder de vista nuestras ambiciones. Aunque esta permeabilidad puede resultar insultante para la imagen que tenemos de nosotros mismos, hay imágenes que pueden llevarnos por el mal camino. La lectura de materiales vanos puede desviarnos de nuestro rumbo ético. Y basta con unos pocos anuncios malintencionados en una revista glamurosa (los de esos anunciantes que bien conocemos) para provocar un descalabro de nuestros valores. En algunos casos no vendría mal un poco de censura. Sin ceder, por supuesto, todas nuestras libertades a una autoridad arbitraria y tiránica, a veces y en determinados contextos debemos aceptar un límite hipotético a nuestros derechos, aunque solo sea por el bien de nuestra calidad de vida y nuestra capacidad de crecer sanamente. En momentos de lucidez, deberíamos ser capaces de entender por nosotros mismos que la libertad sin límites paradójicamente podría ser una trampa, y que (en relación con la pornografía en Internet, por ejemplo) nos haríamos un favor a nosotros mismos si estuviéramos dispuestos a ceder parte de nuestros privilegios a una entidad supervisora benévola.

Tal vez aquella gente cuyo sentido lógico nunca se ha visto desbordado por la fuerza del sexo puede seguir siendo liberalmente moderna y oponerse a este tipo de censura. La filosofía de la liberación sexual parece atraer en gran medida a aquellos que no albergan deseos especialmente destructivos o retorcidos que deban satisfacer una vez que se sienten liberados.

Por el contrario, nadie que haya experimentado el poder del sexo en general y de la pornografía en Internet en particular suele mostrarse tan optimista con el tema de la liberación sexual, pues no parece la mejor opción para retomar el camino de las prioridades racionales. Después de pasar muchas horas noctur-

nas mirando obsesivamente a gente desnuda penetrándose
unos a otros, hasta el más libertario de nosotros llamaría a alguien para proponerle hacer una fogata gigante donde quemar
servidores, *routers*, centros de datos y cables de todo el mundo,
para así acabar de una vez por todas con la maquinaria respon-
sable de intoxicar a diario nuestras mentes y nuestros hogares.

La pornografía, como el alcohol y las drogas, debilita nuestra
capacidad para soportar el sufrimiento al que debemos enfrentarnos si queremos encauzar bien nuestra vida. Concretamente,
reduce nuestra capacidad de tolerancia a ambiguos estados de
pena y aburrimiento. Nuestros sentimientos de angustia son
señales genuinas aunque confusas de que algo va mal, y necesitan ser articulados e interpretados con detenimiento, un proceso que probablemente nos sentimos incapaces de llevar a cabo
cuando tenemos a mano el ordenador, la herramienta más po-
derosa de distracción creada por el hombre. Internet es en cierto sentido pornográfico, un proveedor de excitación constante
al que por naturaleza no podemos resistirnos, un seductor que
nos lleva por caminos que en la mayoría de los casos no son
una respuesta a nuestras necesidades. Y no solo eso: la pornografía disponible nos vuelve intolerantes ante la clase de aburrimiento que garantiza a nuestra mente el espacio necesario
para engendrar buenas ideas (la clase de aburrimiento creativo
que disfrutamos durante un baño o en un viaje en tren). Siempre que sentimos el irresistible deseo de desconectar de nuestros pensamientos, podemos estar seguros de que hay algo im-

portante que intenta abrirse paso a través de nuestra conciencia, y sin embargo es precisamente en estos momentos fecundos cuando la pornografía de Internet más consigue ejercer sobre nosotros una atracción enloquecedora, ayudándonos a evadirnos y por tanto a destruir nuestro presente y futuro.

6.

Solo las religiones se toman el sexo en serio, en el sentido de que saben respetar su poder para alejarnos de nuestras prioridades. Solo las religiones lo consideran algo potencialmente peligroso de lo que hay que protegerse. Puede que no simpaticemos con el lugar que pretenden que otorguemos al sexo, y que no nos guste la manera en que intentan censurarlo, pero seguramente podemos aceptar (aunque solo después de haber pasado muchas horas conectados a *www.youporn.com*) que con respecto a esto las religiones tienen razón: el sexo y las imágenes sexuales pueden ser devastadores para nuestras facultades racionales.

El mundo laico, que se opone a la censura y mantiene su fe en la madurez del ser humano, desprecia especialmente el uso del velo y el burka en la cultura islámica. La idea de que las mujeres deban ir tapadas de pies a cabeza para no distraer a los hombres parece ridícula a ojos del laicismo. ¿Cómo podría un hombre racional extraviarse por echar un vistazo a unas atractivas rodillas femeninas? Y ¿quién, a menos que sea un disminuido mental, podría verse seriamente afectado por el espectáculo de un grupo de adolescentes semidesnudas paseando provocativamente por la playa?

Las sociedades seculares aceptan el bikini y la provocación sexual porque entre otras cosas no creen que la sexualidad y la belleza ejerzan un poder extraordinario sobre la gente. Se supone que los hombres son del todo capaces de observar a un grupo de mujeres jóvenes saltando juguetonamente, ya sea en carne y hueso o en Internet, y seguir con sus vidas como si nada hubiera ocurrido.

Las religiones se convierten a menudo en blanco de las burlas por ser mojigatas, pero cuando nos advierten sobre el sexo lo hacen con conciencia del encanto y el poder que entraña el deseo. No juzgarían el sexo como algo malo si no comprendieran a su vez que puede ser algo maravilloso. El problema es que esta cosa maravillosa puede interferir en otras cuestiones preciosas e importantes que nos atañen, como Dios y la vida.

Puede que no queramos llegar al extremo de ocultar la belleza, pero quizá podríamos considerar la censura en Internet y aplaudir la iniciativa de los gobiernos que intentan restringir el flujo de pornografía que se distribuye a través de nuestros cables de fibra óptica. Incluso quienes no creen en ningún dios podrían admitir que cierto grado de limitación es necesario para la salud mental de nuestra especie y para el funcionamiento de una sociedad afectuosa y decentemente organizada. Parte de nuestra libido debe ser reprimida por nuestro bien, no solo para

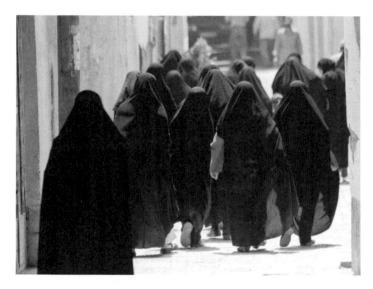

Solo las religiones son conscientes de que el poder del sexo puede alterar el orden de nuestras prioridades.

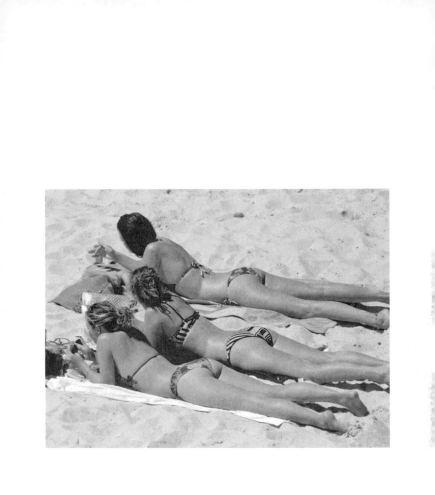

católicos, musulmanes o protestantes, sino para todos nosotros y por toda la eternidad. Puesto que tenemos que trabajar, comprometernos en nuestras relaciones, cuidar de nuestros hijos y explorar nuestras mentes, no podemos permitirnos que nuestros impulsos sexuales se expresen sin límite alguno, ya sea por Internet o por otros medios. Si dejamos que fluyan libremente, nos destruirán.

II. Un nuevo tipo de pornografía

I.

Ahora bien, puede que el verdadero problema de la pornografía no sea su amplia difusión, sino su naturaleza y calidad. No nos causaría tantos problemas si no estuviera tan lejos de las preocupaciones de cualquier persona sensata, moral, buena y ambiciosa, incluyendo el sexo. Sin embargo, tal y como está concebida, la pornografía nos pide que abandonemos nuestros valores éticos y estéticos cuando la contemplamos para ceder a una lujuria sin sentido crítico. Los guiones son estúpidos y los diálogos absurdos. Se explota a los actores. Los decorados son feos y la fotografía nos convierte en mirones. Todo esto explica el disgusto que sentimos cuando hemos acabado.

Sin embargo es posible concebir un tipo de pornografía que no nos obligue a elegir entre sexo y virtud, una en la que el deseo sexual esté en consonancia con nuestros valores elevados, en lugar de destruirlos. De hecho, ya existe algo parecido, y en lo que parecería ser el espacio menos imaginable: la esfera del arte cristiano.

Durante algunos periodos de nuestra historia, el arte cristiano entendió que el deseo sexual no tenía que estar enemistado con la bondad, y debidamente administrado hasta podía trasmitirle energía e intensidad. En los retablos de Fra Filippo Lippi o Sandro Botticelli no solo habita una Madonna bellamente vestida y dispuesta sobre un fondo cautivador. Además de todo ello, la figura de la Virgen es bonita. De hecho, en muchos casos, indiscutiblemente atractiva. Aunque este aspecto por lo general no se menciona en las discusiones ni en los catálogos sobre arte, la madre de Cristo suele resultar ambiguamente excitante.

En un esfuerzo deliberado por lograr este efecto, los artistas cristianos no infringían la norma preventiva religiosa en relación con la sexualidad. Más bien estaban afirmando que en determinados momentos la sexualidad podía ser integrada en un proyecto edificador. Si el observador debía ser persuadido de que María había sido uno de los seres humanos más nobles (la encarnación de la dulzura, el sacrificio y la bondad), ayudaría pintarla, siempre de una manera subliminal y delicada, como si además se tratara de una mujer muy sensual.

La ventaja de tener fantasías sexuales mientras se contempla una Madonna de Botticelli, en lugar de un producto estereotipado de la moderna industria del porno, es que no nos obliga

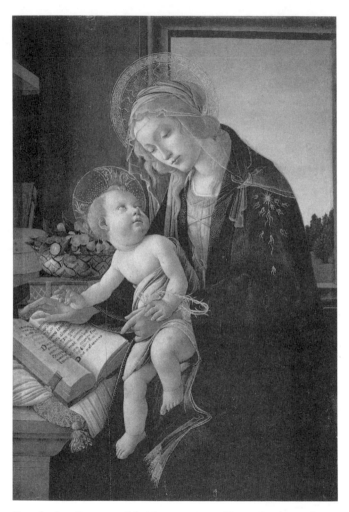

Cuando el erotismo sexual fortalece nuestros valores y virtudes, en lugar de destruirlos.
La *Virgen del libro*, Sandro Botticelli, *c.* 1483.

a una elección incómoda entre nuestra sexualidad y otras cualidades a las que aspiramos. Nos permite dar rienda suelta a nuestros impulsos físicos mientras conservamos nuestro criterio estético y moral. En síntesis, nos brinda la posibilidad de tender un puente entre el sexo y la virtud.

Estas imágenes paradigmáticas de María sugieren una pornografía ilustrada o integrada, tal y como podría ser en el futuro. Idealmente, excitaría nuestra lujuria en contextos que también ofrecieran otros aspectos más nobles de la naturaleza humana (en donde los personajes fueran a la vez divertidos, tiernos, trabajadores e inteligentes), para que así nuestra excitación sexual pudiera mezclarse con otros elementos de una vida sana, aumentando nuestro respeto hacia ellos. La sexualidad dejaría de estar ligada a la estupidez, la brutalidad y la explotación. Podría en cambio estar unida a nuestra faceta más noble.

2.

Un nuevo tipo de pornografía tendría el incalculable beneficio de eliminar parte del desagrado hacia uno mismo que el género actual tiende a provocar, una vez que hemos acabado. Los adolescentes varones, un sector obsesionado con la pornografía hasta el punto de que afecta su conciencia y disgusta a sus padres, ya no tendrían que escoger entre ver películas eróticas o cumplir con el colegio, las actividades deportivas y la familia.

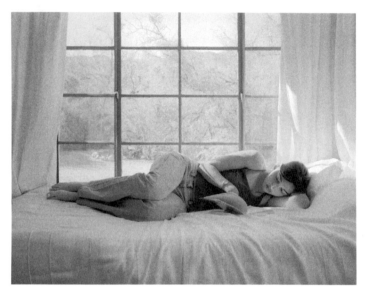

La pornografía del futuro: podemos interesarnos por el sexo y la inteligencia. *Becky in the Den*, Jessica Todd Harper, 2003.

La nueva pornografía combinaría la excitación sexual y el interés por los ideales humanos. El porno embrutecedor y sus guiones trillados, con personajes que parecen incapaces siquiera de construir una frase, daría paso a imágenes y escenarios pornográficos basados en cualidades como la inteligencia (mostrando a gente leyendo o recorriendo las bibliotecas), la bondad (gente practicando sexo oral con una actitud de ternura y respeto) o la humildad (gente mostrando vergüenza o timidez). Ya no tendremos que elegir entre ser humanos o sexuales.

5. Adulterio

I. *Los placeres del adulterio*

I.

Es probable que no entendamos este tema si primero no tenemos una idea de lo tentador y estimulante que puede resultar el adulterio, sobre todo después de unos años de matrimonio con hijos. Antes de decir que está «mal» admitamos que suele ser algo excitante, al menos por un tiempo.

Imaginemos otro escenario. Nuestro hombre, Jim, está en su oficina entrevistando candidatos para un trabajo *freelance* de diseño gráfico. Solo se han presentado jóvenes con perilla, hasta que llega el último postulante. Se llama Rachel, tiene veinticinco años (Jim tiene cuarenta y es consciente de la muerte), viste tejanos, zapatillas deportivas y una camiseta verde con cuello de pico sin nada debajo que subraya el aspecto andrógino de su torso. Hablan sobre costes de impresión, márgenes, tipos de papel y tipografías. Pero está claro que Jim tiene la cabeza en otra cosa. Si no se excitara ante esta imagen de juventud, salud y energía, deberíamos preocuparnos por su estado mental.

Rachel no tiene el malhumor de una supermodelo ni está resentida con su propio atractivo, algo que la belleza suele provocar en mujeres jóvenes ambiciosas e inteligentes, y que las lleva a ofenderse cuando se presta más atención a su aspecto físico que a sus ideas. Ella posee en cambio el cándido entusiasmo de una persona que fue criada por unos padres ya mayores y afectuosos en una granja remota y que nunca ha visto la televisión ni pisado un instituto.

Decir que lo que Jim quiere es sexo sería simplificar demasiado el origen de su excitación. Lo que Rachel le está provocando es más bien el deseo de conocerla: conocer sus muslos y sus tobillos y su cuello, por supuesto, pero también su armario, sus libros, su olor después de ducharse, su infancia y los secretos que comparte con los amigos.

En esta ocasión, como en algunas otras en la vida de Jim, el destino da un giro inusual. Varios meses después de que Rachel acabara su trabajo, Jim viaja a Bristol para pasar una noche y asistir a una ceremonia de premios con un cliente importante, y nada más llegar al vestíbulo del hotel descubre que Rachel también está allí. Al principio ella no lo recuerda, pero en cuanto hace memoria reacciona con la efusividad de siempre y acepta la sugerencia de él para encontrarse en el bar después de la ceremonia. Con el instinto de un asesino primerizo Jim envía un SMS a Daisy para darle las buenas noches a ella y a los niños y avisarle que no podrá llamarla más tarde (como ella hace en tales circunstancias) ya que la ceremonia seguramente se alargará.

Cerca de medianoche beben una copa de vino en la barra repleta. Jim flirtea de una manera clara y directa. El atrevimiento de los hombres casados de mediana edad cuando intentan seducir a otras mujeres no debería ser confundido con un exceso de confianza: es simplemente miedo a la muerte, y la conciencia de que tendrán pocas oportunidades más como esa. Eso les concede la energía necesaria para presionar como nunca lo habrían hecho cuando eran jóvenes y solteros, cuando parecía que tenían toda la vida por delante y podían permitirse el lujo de mostrarse tímidos y vergonzosos.

Se besan por primera vez en el pasillo que conduce a los ascensores. Él la arrincona contra la pared, junto a un cartel que anuncia un descuento para familias los domingos con desayuno gratis para los niños. Ella le introduce la lengua en la boca y lo besa apasionadamente, presionando su cuerpo rítmicamente contra el de su amante. Para Jim el momento pasará a la historia.

2.

Cuando él regresa a casa con su familia, la vida continúa igual que antes. Él y Daisy acuestan a los niños, van al supermercado, hablan sobre comprar una cocina nueva, discuten y tienen tan poco sexo como de costumbre.

Claro que Jim oculta lo sucedido. Vivimos tiempos moralistas. La época permite muchas cosas antes del matrimonio, pero acepta muy pocas una vez que estamos casados. Los periódicos publican las aventuras sexuales de los futbolistas y políticos, y los comentarios de los lectores son el reflejo de la reacción que el romance de Jim podría provocar entre la gente. Lo llamarían infiel, mala persona y cerdo asqueroso.

Estas etiquetas aterran a Jim, pero al mismo tiempo se pregunta por qué debería someterse a semejante moralina. Podemos seguir su razonamiento escéptico. Supongamos por un momento que lo que pasó entre Jim y Rachel no es definitivamente algo malo. O incluso vayamos más lejos y atrevámonos a pensar que (contrariamente a lo que se piensa sobre el adulterio) lo malo sería más bien lo contrario, la falta total del deseo de descarriarse. Esto sí que podría considerarse no solo algo raro, sino también algo «malo», en el sentido más profundo del término, por ser algo irracional y antinatural. Un rechazo general a las amenas posibilidades que brinda el adulterio podría representar un fracaso enorme de la imaginación, una imperturbabilidad anormal para enfrentarse a la duración trágicamente corta de nuestra vida en la tierra, una indiferencia terrible hacia la gloriosa realidad carnal de nuestros cuerpos, una negación del poder que el erotismo naturalmente debería ejercer sobre nuestra razón a través de disparadores como el flirteo, cuando nos acariciamos las manos por debajo de la mesa durante una reunión de negocios o nuestras rodillas se tocan al final de una comida en un restaurante, como los tacones altos o las camisas de seda azul, como la ropa interior de algodón y las medias, como los muslos suaves y las pantorrillas musculosas: cada estímulo altamente sensorial tan digno de reverencia como los azulejos de la Alhambra o la *Misa en si bemol* de Bach. Rechazar estas tentaciones, ¿no sería en sí mismo algo equivalente a una traición? ¿Es realmente posible confiar en alguien que nunca ha tenido el menor interés por ser infiel?

3.

Según las normas sociales, la gente casada que descubre que su cónyuge tiene una aventura está en todo su derecho a enfurecerse y echarlo de la casa, destrozar con unas tijeras toda su ropa y destruir su reputación. El adulterio da motivos de sobra a la parte engañada para que se indigne y monte en cólera, mientras obliga a la parte infiel a disculparse y mostrarse profundamente arrepentida por el horrible acto que ha cometido.

Ahora bien, no podemos decir que la parte traicionada, por muy herida que se sienta, deba reaccionar siempre con furia ante la noticia. El hecho de que la parte descarriada se haya atrevido a imaginar (o llevar a cabo) un acto como introducir la mano por debajo de la falda de otra mujer o entre las piernas de otro hombre, no debería ser recibido como una sorpresa después de diez años o más de matrimonio. ¿Realmente es necesario disculparse por un deseo perfectamente comprensible y normal?

En lugar de esperar que los «traidores» se disculpen, son los «traicionados» los que podrían empezar por pedir perdón: perdón por ser como somos, perdón por envejecer, perdón por ser a veces aburridos, perdón por haber puesto el listón de la sinceridad demasiado alto, obligando con ello a nuestros compañeros a mentir, y, ya puestos, perdón por ser humanos. Por fácil que resulte pensar que los adúlteros se han equivocado radicalmente y que los sexualmente puros no han hecho nada malo, esto sería simplificar lo que implica «hacer algo malo». Sin duda el adulterio se lleva la palma, pero hay otras pequeñas maneras, aunque no menos perniciosas, de traicionar a la pareja, como por ejemplo no hablar con ella, hacerse el distraído, mostrarse irritado o simplemente no evolucionar ni ilusionar.

4.

Una persona que se enfurece porque su cónyuge le ha sido infiel está evadiendo una verdad elemental y trágica: que ninguna persona puede cubrir todas las parcelas de la otra. En lugar de aceptar esta idea terrible con dignidad y melancolía, la persona «traicionada» a menudo acusa a la «traidora» de inmoralidad. Sin embargo, el problema está en los valores del matrimonio moderno y su dañina ambición e insistencia en que una persona puede satisfacer todas las necesidades emocionales y sexuales de la otra por toda la eternidad.

Volviendo atrás, lo que distingue al matrimonio moderno de sus precedentes históricos es su principio fundamental de que los deseos relativos al amor, el sexo y la familia deben realizarse con la misma persona. Ninguna otra sociedad ha sido tan rigurosa u optimista respecto al matrimonio, y en consecuencia ninguna se ha visto tan decepcionada.

Antiguamente, estas tres necesidades (amor, sexo y familia) estaban diferenciadas y separadas. Los trovadores de la Provenza del siglo XII, por ejemplo, eran expertos en el amor romántico. Lo sabían todo sobre el dolor que se siente al ver a una persona agraciada, sobre la ansiedad y el desvelo que se padece en la víspera de un encuentro y sobre el poder de unas palabras y una mirada para inspirar un elevado estado de la mente. Pero estos cortesanos no expresaban ningún deseo de unir esas emociones profundas y valiosas a propósitos prácticos. Es decir, no deseaban tener una familia, y ni siquiera contacto carnal con aquellas personas a las que amaban tan ardientemente.

Los libertinos de París de principios del siglo XVIII sentían la misma devoción, solo que no por el idilio romántico sino por el sexo: veneraban el placer de desnudar a una amante por primera vez, la excitación de explorar y ser explorados a la luz de las velas, la excitación subversiva de seducir a alguien disimuladamente durante la misa. Pero estos aventureros del erotismo también sabían que tales placeres no tenían mucho que ver con el amor ni con la crianza de los hijos.

Por su parte, el impulso de formar una familia ha sido ampliamente compartido por la humanidad desde nuestros albores en el este de África. En todo este tiempo, sin embargo, no parece habérsele ocurrido a casi nadie (hasta muy recientemente) que este proyecto debía integrar la actividad sexual constante y las emociones amorosas frecuentes entre dos personas que se ven a diario en la mesa del desayuno.

La independencia y la incompatibilidad de nuestras vidas romántica, sexual y familiar era un hecho bien asimilado y universal hasta mediados del siglo XVIII, cuando entre los miembros de un segmento concreto de la sociedad en los países prósperos de Europa un nuevo ideal llamativo empezó a cobrar forma. Ese ideal proponía que, en adelante, los cónyuges no solo debían contentarse con la tolerancia mutua por el bien del hogar, sino que además tenían que demostrar su entrega a la institución familiar por medio del deseo y el amor mutuo. Las relaciones de pareja iban a incorporar la energía romántica de los trovadores y el entusiasmo sexual de los libertinos. De esta manera se impuso al mundo la noción de que nuestras necesidades más apremiantes podían ser satisfechas simultáneamente por una sola persona.

No es una coincidencia que el nuevo ideal del matrimonio fuese creado y respaldado casi exclusivamente por una sola clase social, la burguesía, cuyo equilibrio entre la libertad y la restricción también se refleja de un modo inquietante en la institución matrimonial. En una economía que se expandía rápidamente gracias a la tecnología y el desarrollo comercial, esta nueva clase recientemente próspera ya no necesitaba compartir las limitadas expectativas de los estratos inferiores. Con más dinero para gastar en esparcimiento, los abogados y comerciantes burgueses podían aumentar sus esperanzas de encontrar en un compañero de pareja algo más que una persona que los ayudara a sobrevivir el siguiente invierno. Sin embargo, sus recursos no eran ilimitados. No disponían del ocio sin ataduras de los trovadores, cuyas fortunas heredadas les permitían pasarse semanas enteras escribiendo una oda de alabanza a las cejas de un ser amado. La burguesía tenía negocios que atender. Tampoco podía permitirse la arrogancia social de los libertinos aristocráticos, cuyo poder y estatus habían generado en ellos una insensibilidad llena de soberbia que les permitía herir los sentimientos de los demás y destruir sus propias familias, al dotarlos de los medios necesarios para salir con bien de cualquier apuro desagradable que sus travesuras pudieran ocasionar.

La burguesía no era una clase tan oprimida como para no disponer del tiempo necesario para el amor romántico, ni tan próspera como para permitirse enredos amorosos y sexuales sin límite. La idea de una realización plena mediante un convenio legal e indefinido con un solo compañero de pareja fue la frágil respuesta a su particular balance de las necesidades emocionales y las restricciones pragmáticas.

El ideal burgués transformó en tabú una serie de contravenciones y comportamientos que anteriormente, si bien no eran completamente ignorados, al menos no constituían la causa sistemática de una ruptura matrimonial o familiar. La falta de calidez entre los cónyuges, el adulterio, la impotencia: todo esto adquirió un nuevo y grave significado. La idea de formar parte de un matrimonio sin amor y con predominio de la indiferencia fue una maldición para la burguesía, como lo habría sido la vida sin relaciones extramaritales para un libertino.

El progreso de esta ambición romántica de la burguesía puede ser rastreado en la ficción. Las novelas de Jane Austen siguen gozando de actualidad porque las aspiraciones de sus personajes son un reflejo de las nuestras. Como Elizabeth Bennet en *Orgullo y prejuicio* y Fanny Price en *Mansfield Park*, aspiramos a hacer coincidir el deseo de la seguridad familiar con los sentimientos sinceros hacia nuestro cónyuge. Pero las novelas también destacan los aspectos más oscuros del ideal romántico. *Madame Bovary* y *Anna Karenina*, posiblemente las dos grandes novelas europeas del siglo XIX, nos presentan a dos heroínas que, de acuerdo con su época y posición social, desean que sus maridos reúnan una serie de cualidades complejas: quieren que sean a la vez maridos, trovadores y libertinos. En ambos casos, sin embargo, la vida solo les concede lo primero. Emma y Anna están atrapadas en matrimonios que gozan de una seguridad económica y carecen de amor, algo que en tiempos anteriores habría sido motivo de envidia y celebración, y que sin embargo en la época que les toca vivir resulta intolerable. Al mismo tiempo, habitan en un mundo burgués que no ve con buenos ojos sus intentos por tener aventuras extramatrimoniales. El suicidio de ambas protagonistas ilustra la naturaleza irreconciliable de este nuevo modelo de amor.

5.

El ideal de la burguesía no es totalmente ilusorio. Hay algunos matrimonios en los que se combinan los tres elementos claves de la satisfacción (el erótico, el romántico y el familiar) y que nunca serán perturbados por el adulterio. No podemos decir, como les gusta decir a los cínicos, que el matrimonio feliz es un mito. Es infinitamente más inaccesible que eso: es algo que se da en muy escasas ocasiones. No existe una razón metafísica para que el matrimonio no cumpla con nuestras esperanzas, pero lo cierto es que resulta altamente probable que eso no ocurra. Esa es una verdad trágica que deberíamos aceptar serenamente, antes de que la vida la haga estallar delante de nuestros ojos cuando lo crea conveniente.

II. *La estupidez del adulterio*

1.

Pero volvamos a mirar la otra cara de la moneda: si ver el matrimonio como la respuesta perfecta a todas nuestras esperanzas de amor, sexo y familia es una actitud ingenua y desinformada, también lo es creer que el adulterio constituye el antídoto infalible contra las decepciones del matrimonio.

A fin de cuentas, si hay algo «malo» en el adulterio como lo hay en cierta idea del matrimonio, es el idealismo. Si bien al principio se presenta como un camino de cinismo y desesperanza, el adulterio encierra la convicción de que mágicamente podremos remediar los defectos de nuestro matrimonio con una aventura paralela. Pero creer esto es malinterpretar las condiciones que la vida nos impone. Es imposible acostarse con una tercera persona y no echar a perder aquello que nos importa en la pareja, del mismo modo que es imposible ser fiel y no perderse algunos de los placeres sensoriales más importantes y gratificantes de la vida.

2.

Las tensiones del matrimonio no tienen solución posible, si por solución entendemos un acuerdo en el que ninguna de las dos partes sacrifique algo y en el que cada elemento positivo que valoramos pueda coexistir con los demás sin causar daño.

Cada uno de los tres elementos que valoramos en esta esfera (amor, sexo y familia) afecta y daña a los demás de una manera perversa. Amar a una persona nos puede inhibir para tener sexo con ella. Tener una cita secreta con alguien a quien no amamos pero encontramos apetecible puede poner en peligro nuestra relación con la persona que amamos pero que ya no nos excita. Tener hijos es una amenaza para el sexo y el amor, y descuidar a los niños para concentrarnos en nuestro matrimonio o nuestro deseo sexual es una amenaza para la salud y la estabilidad mental de la siguiente generación.

De vez en cuando la frustración genera el impulso de buscar una solución utópica a este conflicto. Entonces pensamos que tal vez una relación abierta podría funcionar. O quizás una política de secretos. O una renegociación anual de nuestro contrato. O volcarse más en los hijos. Pero todas estas estrategias están destinadas al fracaso, por la sencilla razón de que sacrificar algo forma parte de las reglas. Si nos acostamos con otra persona, ponemos en peligro el amor de nuestra pareja y la salud psicológica de los niños. Si no lo hacemos, tendremos una existencia monótona y nos perderemos la experiencia excitante de vivir nuevas relaciones. Si mantenemos una aventura en secreto, nos corroerá por dentro y nos impedirá recibir el amor de nuestra pareja. Si confesamos nuestra infidelidad, nuestra pareja sufrirá y nunca superará nuestros escarceos sexuales (aunque no hayan significado nada para nosotros). Si solo nos concentramos en nuestros hijos, ellos de todas formas un día se independizarán y nos quedaremos solos y tristes. Pero si no les hacemos caso para centrarnos en nuestra vida romántica de pareja, les crearemos un trauma y estarán resentidos con nosotros toda la vida. Por tanto, el matrimonio es un poco como una sábana que nunca se llega a extender a la perfección: cuando conseguimos alisar un lado nos encontramos con más arrugas y pliegues en el otro.

3.

¿Qué mentalidad más realista necesitamos para casarnos? ¿Qué clase de votos deberíamos intercambiar con nuestro cónyuge para tener una posibilidad real de fidelidad mutua? Sin duda vendría bien algo mucho más preventivo y negativo que la perogrullada de turno. Por ejemplo: «Prometo que tú y solo tú me decepcionarás. Prometo que serás la única persona destinataria de mis arrepentimientos, y que no iré repartiéndolos entre mis demás amantes. He estudiado todas las opciones de la infelicidad, y te escojo a ti para consumar la mía propia.» Esta clase de promesas, llenas de un pesimismo generoso y un antirromanticismo afectuoso, son las que las parejas deberían hacerse en el altar.

Después de eso, una aventura amorosa sería una traición a una promesa recíproca sobre una manera particular de sentirse decepcionado, y no a un ideal utópico. Los cónyuges engañados ya no se enfurecerían porque esperaran que sus parejas fuesen felices por el simple hecho de estar con ellos. Más bien se echarían a llorar conmovedoramente y en su justo derecho: «¡Contaba con que solo yo te decepcionaría!»

4.

Cuando la idea del matrimonio basado en el amor se impuso en el siglo XVIII, sustituyó a un fundamento anterior más prosaico, por el cual las parejas se casaban porque ya tenían la edad para hacerlo, se aceptaban, no querían ofender a padres y vecinos, tenían algunos bienes y querían formar una familia.

La nueva filosofía burguesa, por el contrario, solo encontraba una razón legítima para contraer matrimonio: el amor verdadero. Este concepto comprendía una variedad de sensaciones y sentimientos vagos pero de carácter totémico. Entre ellos, el padecimiento de un miembro de la pareja ante la ausencia del otro, la excitación física de ambos al verse, la certeza de que sus mentes estaban en sintonía, el placer por leerse poemas a la luz de la luna y el deseo de fundir sus almas en una.

En otras palabras, el matrimonio pasó de ser una «institución» a ser la «consagración de un sentimiento», de ser un rito de iniciación aprobado por la sociedad a ser una respuesta de los individuos a un estado emocional.

La justificación de este cambio desde el punto de vista de sus defensores modernos fue el incipiente pavor inspirado por lo que se conoció como «falta de autenticidad», un fenómeno psicológico por el cual los sentimientos de una persona estaban en conflicto con lo que el mundo esperaba de ella. Lo que la vieja escuela respetuosamente habría llamado «interpretar un papel» ahora entraba en la categoría de «mentir», mientras que «ser falso para agradar» fue drásticamente reformulado como «traicionarse a sí mismo». Este hincapié en lograr una congruencia entre el interior y el exterior requería una nueva definición rigurosa sobre lo que un matrimonio decente debía ser. Sentir un afecto intermitente por la pareja, tener sexo mediocre seis veces al año, salvar el matrimonio por el bienestar de los hijos, todo eso significaba renunciar a una vida plena.

5.

Como adultos jóvenes, la mayoría de nosotros empezamos a sentir un respeto intuitivo por la idea del matrimonio basado en el amor. Apenas podemos evitar ponernos a sus pies, debido a nuestra predisposición cultural a ello, pero a medida que envejecemos empezamos a preguntarnos si todo eso no era más que la fantasía soñadora de un grupo de poetas y escritores adolescentes de hace algunos siglos, y si no estaríamos mejor plegándonos al sistema antiguo basado en la institución que tanto sirvió a la humanidad durante la mayor parte de su historia.

Esa reconsideración bien puede estar impulsada por la conciencia de nuestros sentimientos confusos y engañosos. Por ejemplo, vemos pasar un rostro atractivo por la calle y nos entran ganas de tirar nuestra vida por la borda. Cuando una persona tentadora con la que hemos tenido un intercambio erótico en Internet nos propone un encuentro en un hotel de aeropuerto, somos capaces de mandarlo todo al traste a cambio de unas pocas horas de placer. Hay momentos en los que estamos tan enfadados con nuestra pareja que deseamos que la atropelle un coche; pero entonces recordamos que preferiríamos morir antes que seguir viviendo solos. Durante los fines de semana largos y aburridos no vemos la hora de que nuestros hijos crezcan, se olviden de los trampolines y nos dejen solos para siempre, a ver si así podemos leer el periódico tranquilos y disfrutar de una sala ordenada; pero el lunes en la oficina se nos parte el corazón porque estamos en una reunión que con toda seguridad va a alargarse y nos damos cuenta de que no llegaremos a casa para acostarlos.

Los defensores del matrimonio basado en los sentimientos veneran las emociones por su sinceridad y autenticidad, pero solo pueden hacerlo porque evitan examinar con detalle aquello que realmente se aprecia en el caleidoscopio emocional de la mayoría de las personas en un determinado periodo: todas las fuerzas hormonales, sentimentales y contradictorias que nos arrastran en cien direcciones alocadas e inciertas. Atender a todas y cada una de nuestras emociones sería tanto como anular toda posibilidad de llevar una vida coherente. No podríamos sentirnos realizados si no suspendiéramos esa autenticidad durante algún tiempo, o la mayor parte del tiempo, es decir, si no suprimiéramos la autenticidad en relación con nuestros deseos pasajeros de estrangular a nuestros hijos, envenenar a nuestro cónyuge o poner fin a nuestro matrimonio después de una discusión por una bombilla.

El romanticismo subraya los peligros de la inautenticidad,

pero no nos enfrentaremos a menos peligros si siempre intentamos hacer coincidir nuestra vida exterior con la interior. Preten-
der que nuestros sentimientos sean estrellas polares que guíen
el mayor proyecto de nuestras vidas es someterlos a una carga ex-
cesiva. Somos compuestos químicos caóticos, con la extrema necesidad de principios básicos que podamos suscribir durante
nuestros breves raptos de racionalidad. Deberíamos sentirnos
agradecidos y protegidos ante el conocimiento de que las circunstancias externas no suelen coincidir con nuestros sentimientos.
Es la señal de que probablemente vamos por el buen camino.

6.

Podemos aceptar el matrimonio como una institución que per-
dura día a día sin reparar demasiado en lo que sus miembros
sienten. De hecho esta negligencia benigna puede reflejar mejor los deseos individuales a largo plazo que un sistema que a
cada instante les toma el pulso emocional y define su estado en
función de eso.

El matrimonio también se adecua a los niños. Les evita la
ansiedad sobre las consecuencias de las discusiones de sus padres: ellos saben con certeza que sus padres se gustan lo bastante como para resolver los problemas en equipo, aunque se
peleen por tonterías todos los días, tal y como hacen ellos mismos en el patio de recreo.

En un matrimonio bien ponderado los esposos no deberían culparse mutuamente por las infidelidades ocasionales. Más bien deberían estar orgullosos de que en casi todo hayan sabido mantener su compromiso por la unión. Demasiada gente empieza las relaciones de pareja poniendo el énfasis moral en el lugar equivocado, reprobando el instinto de extraviarse como si fuera algo detestable e impensable. Pero en realidad es la capacidad de resistir ese instinto lo que resulta a su vez admirable y digno de honor, aunque la mayoría de las veces simplemente se da por sentado y es considerado como parte del estado normal de las cosas. Que una pareja esté dispuesta a contemplar cómo se desarrolla la vida desde su jaula matrimonial, sin salir al exterior siguiendo sus impulsos sexuales, es un milagro de la civilización y la bondad por el que ambos tienen que sentirse agradecidos todos los días.

Los esposos que permanecen fieles deberían ser conscientes del sacrificio que están haciendo por el amor y por los niños, y deberían enorgullecerse de su valor. No hay nada normal ni especialmente placentero en la renuncia sexual. La fidelidad merece ser considerada un logro y exaltada de forma constante (en lo posible con medallas y el tañido de un gong público), en lugar de ser reducida a una norma ordinaria cuya transgresión por medio de una aventura debe suscitar la ira de los esposos. Un matrimonio leal debe recordar a todas horas la abnegación y generosidad que ambas partes se están demostrando al no acostarse con otras personas (absteniéndose, dicho sea de paso, de matarse entre ellos). Si uno de los dos comete un desliz, el otro deberá desechar la ira para sentir en cambio cierto asombro perplejo por la prolongada fidelidad y tranquilidad por haber conseguido mantener la relación en contra de toda probabilidad.

IV. Conclusión

I.

Puede que todo fuera mucho mejor si no tuviéramos deseo sexual. A la mayoría solo nos perturba y angustia. En nombre del deseo hacemos cosas asquerosas con gente que no nos cae bien, solo para después sentirnos sucios y pecadores. Aquellos a los que deseamos normalmente nos ignoran por ser feos o no ser su tipo. Los guapos y las guapas siempre están en pareja. La mayor parte de nuestra temprana vida adulta es una ronda de rechazos continuos, música triste y mala pornografía. Parece un milagro cuando finalmente alguien se apiada de nosotros y nos da una oportunidad, y aun así al poco tiempo nos descubrimos interesados en los cuerpos de otras personas. Éramos encantadores sin sexo, como lo son los niños y las niñas de siete años, llenos de dulzura y curiosidad por la vida de los animalitos. A medida que envejecemos podemos anticipar el horror y la humillación de no ser capaces de actuar, de mirar con lascivia las muñecas y los tobillos de personas que apenas eran bebés cuando nosotros íbamos a la universidad, de tener que asistir a la decadencia de nuestra propia carne y la pérdida de elasticidad de nuestro cuerpo. En un mal día, todo parece una cruzada planificada para derrotarnos.

2.

Pero también está el otro lado, el del éxtasis y el descubrimiento. Para percibir esto el mejor momento es un atardecer de verano en una ciudad grande, a eso de las seis y media, cuando la jornada laboral ha acabado y las calles huelen a gasolina, café, frituras, asfalto caliente y sexo. Las calles están llenas de gente con traje, vestidos de algodón y tejanos holgados. Las luces de los puentes ya están encendidas y los aviones trazan líneas en el cielo. Toda la gente sensata ha regresado a sus casas en los distintos barrios para bañar a sus hijos, pero para los que se quedan en el centro la noche promete calor, intriga y travesuras.

El sexo nos hace salir de casa y de nuestros caparazones. Por él extendemos nuestros horizontes y nos relacionamos imprudentemente con cualquier miembro de nuestra especie. Gente que por lo general es reservada o retraída, que cree no tener nada en común con el resto de la humanidad, entra en bares y discotecas, sube con ansiedad las escaleras de un bloque de pisos, espera en recintos desconocidos, grita para que se le oiga por encima de la música a todo volumen y conversa amablemente con una madre respetable en una sala decorada con fotografías escolares mientras arriba la hija de esa madre se está poniendo una ropa interior provocativa.

Por el sexo expandimos nuestros intereses y puntos de referencia. Para compartir los gustos de nuestros amantes, nos volvemos aficionados al mobiliario sueco del siglo XVIII, hacemos largos recorridos en bicicleta, descubrimos los frascos luminosos surcoreanos. Por el sexo, un carpintero fornido y tatuado estará sentado en una cafetería delante de una joven estudiante de filosofía, escuchando a medias su explicación enrevesada sobre el término griego *eudaimonia*, desviando la mirada de su perfecta piel de porcelana hacia las salchichas que se están asando en la parrilla del fondo.

Sin sexo habría muchas menos cosas que hacer. Nadie se molestaría en abrir tiendas de joyería, bordar encajes, servir la comida en bandejas de plata o construir habitaciones de hotel sobre lagunas tropicales. La mayor parte de nuestra economía no tendría sentido sin el sexo como fuerza impulsora o principio organizador. La energía de las transacciones en la Bolsa, los trajes de Dior, las reuniones en el Museo de Arte Moderno, el bacalao negro que sirven en las terrazas de los restaurantes japoneses, ¿cuál es la función de todo esto, sino contribuir al proceso en el que dos personas terminarán finalmente haciendo el amor en una habitación oscura mientras las sirenas se oyen en la calle?

Solo a través del prisma del sexo el pasado se vuelve claramente inteligible. La lejanía de la Antigua Roma o de la dinastía Ming de China es solo aparente, por más que se interpongan las barreras del idioma y la cultura, porque en aquel entonces la gente también sentía la atracción de una mejilla sonrojada o unos tobillos bien formados. Durante los reinados de Moctezuma I en México o de Ptolomeo II en Egipto, se sentía más o menos lo mismo al penetrar o ser penetrado por alguien y al jadear placenteramente cuando el propio cuerpo se frotaba contra otro.

Sin sexo seríamos peligrosamente invulnerables. Podríamos creer que no hemos hecho el ridículo. No conoceríamos el rechazo y la humillación tan íntimamente. Podríamos envejecer dignamente, acostumbrarnos a nuestros privilegios y pensar que hemos entendido de qué iba todo. Podríamos desaparecer entre números y palabras. Es el sexo lo que crea el descalabro necesario en las jerarquías de poder, estatus, dinero e inteligencia. El profesor se pondrá de rodillas y le pedirá a una campesina ignorante que lo flagele. El director ejecutivo perderá la cabeza por una becaria, sin importar que mientras él maneja millones ella viva en una modesta habitación alquilada, porque su única prioridad será complacerla. Por ella aprenderá los nombres de grupos de rock que jamás había oído, entrará en una tienda para comprarle un vestido amarillo limón que en realidad no va con ella, se mostrará amable cuando siempre ha sido una persona desdeñosa, reconocerá su estupidez y su humanidad, y cuando todo haya acabado estará sentado en su costoso coche alemán delante de su impoluto hogar y se echará a llorar sin consuelo.

Podríamos incluso aferrarnos al dolor que el sexo nos provoca, ya que sin él no tendríamos los suficientes conocimientos de música y arte. Los *lieder* de Schubert u *Ophelia* de Natalie Merchant tendrían mucho menos sentido, así como también *Escenas de la vida conyugal* de Bergman o *Lolita* de Nabokov. Estaríamos mucho menos familiarizados con la agonía, y por tanto seríamos más crueles e incapaces de reírnos de nosotros mismos. Cuando todo lo malo y lo bueno haya sido dicho sobre nuestros infernales deseos sexuales, podemos seguir rindiéndoles homenaje por no permitirnos olvidar durante mucho tiempo lo que realmente implica llevar una vida que es corporal, química y, en gran medida, disparatada.

Deberes

Un gran número de libros, artículos, películas y conversaciones han contribuido a las ideas de este libro. Destacaremos los siguientes:

I. Introducción

El pesimismo sobre la naturaleza humana, incluido el sexo, ha sido maravillosamente explorado por Pascal en *Pensamientos*, por Arthur Schopenhauer en *Aforismos sobre el arte de vivir* y por John Gray en *Straw Dogs* [*Perros de paja: reflexiones sobre los humanos y otros animales*, Paidós Ibérica, Barcelona, 2003]. Los tres autores son sensibles a la idea de que no hay que confundir alegrar a alguien con decirle algo alegre. Tal como reconocen, es preferible decir cosas drásticas y crudas que lleven a replantearse las expectativas, y a aceptar con gratitud las pequeñas bondades de la vida.

II. Los placeres del sexo

Podemos aprender una cantidad de cosas sorprendente de los libros *My Secret Garden* [*Mi jardín secreto*, Ediciones B, Barcelona, 1993], de Nancy Friday, y *The Hite Report* [*El informe Hite*, Plaza y Janés, Barcelona, 1996], de Shere Hite. Los capítulos de Friday sobre el incesto, la prostitución y la violación son particularmente convincentes.

Los fetiches son ampliamente documentados y clasificados por Richard von Krafft-Ebing en *Psychopatia sexualis* [*Psychopatia sexualis*, La Máscara, Valencia, 2000] y por Havelock Ellis en *Studies in the Psychology of Sex* [Psicología de los sexos, Iberia, Barcelona, 1965]. Ambos libros son, por desgracia, muy aburridos.

La obra de David Perrett *In Your Face: The New Science of Human Attraction* aborda la belleza y el sexo desde la perspectiva evolutivo-biológica. *The Nude* [*El desnudo: un estudio de la forma ideal*, Alianza, Madrid, 2008] de Kenneth Clark es impresionante en los temas de la belleza y el deseo. Sobre Ingres, una fuente válida es la monografía de Andrew Carrington Sheldon, *Ingres and his Critics*.

En *Abstraction and Empathy* [*Abstracción y naturaleza*, Fondo de Cultura Económica, Madrid, 1997], Wilhelm Worringer presenta su teoría intelectualmente estimulante sobre la psicología del gusto artístico.

La relevancia de la belleza y su relación con la virtud y la moralidad son exquisitamente exploradas por John Armstrong en *The Secret Power of Beauty*.

La mejor película que se ha hecho jamás sobre el fetichismo es *La rodilla de Clara* de Eric Rohmer.

Hay más acerca de Natalie Portman en *www.natalieportman.com* y más sobre Scarlett Johansson en *www.scarlettjohanson.org*.

La firma de moda italiana Marni, en *www.marni.com*, fabrica algunos de los mejores zapatos bajos del planeta.

III. Los problemas del sexo

Las dificultades que encontramos con el sexo en las relaciones de larga duración se encuentran entre los temas considerados en una colección de ensayos llamada *Rethinking Marriage*, editada por el psicoanalista Christopher Clulow. Freud también es interesante en muchos puntos, especialmente en sus *Tres ensayos sobre la teoría sexual* [Brontes, Barcelona, 2011].

William Masters y Virginia Johnson están fascinantes en su *Human Sexual Inadequacy*, que mientras lo lees casi parece una novela sobre la América del siglo XX disfrazada de guía sobre cómo superar la eyaculación precoz, la impotencia y el vaginismo.

Las parejas que busquen vigorizar su relación deberían contemplar la posibilidad de una estancia en algún establecimiento de la cadena de hoteles Park Hyatt: *www.park.hyatt.com*. Previsible y lamentablemente, la experiencia resultará ruinosamente cara.

Hay más acerca de Manet y los espárragos en *Manet, inventeur du moderne* [*De Manet al impresionismo: un renacimiento moderno*, T. F. Editores, Madrid, 2010] de Stéphane Guégan y John Lee.

He aprendido cosas sobre la pornografía en *www.pornhub. com*. Hay algunas buenas consideraciones acerca de la censura y de la justificación católica para la censura en la obra de Henry Kamen *The Spanish Inquisition* [*La inquisición española*, Crítica, Madrid, 1999]. Cécile Laborde habla del velo islámico en *Critical Republicanism: The Hijab Controversy and Political Philosophy*.

Encontramos algunas pistas sobre cómo podría ser la pornografía del futuro en algunas de las superlativas imágenes del libro de Jessica Todd Harper *Interior Exposure*.

El matrimonio y el adulterio son tratados en el estudio clásico de Tony Tanner *Adultery and the Novel*. John Armstrong también es contundente sobre este tema en *Conditions of Love*, como lo es Gustave Flaubert, por supuesto, en *Madame Bovary*. Por mi parte, no he cambiado de opinión sobre algunas de las cosas que escribí en mi primer libro, *Essays in Love* [*Del amor*, Ediciones B, Barcelona, 1998].

En conjunto, quien mejor ha capturado todo el tema del amor y el matrimonio ha sido Ingmar Bergman en su película

Escenas de un matrimonio, que todos los futuros esposos deberían estar obligados a ver por decreto del gobierno antes de dar
el sí.

IV. Conclusión

Donde mejor se experimentan los dulces encantos de la sexualidad es en Manhattan a finales de julio. El álbum de Natalie
Merchant *Ophelia* es una elección excepcional para cualquiera
que acabe de enamorarse. Arthur Schopenhauer (véanse las no-
tas de la introducción) tampoco está mal.

Agradecimientos de las ilustraciones

El autor y el editor quisieran agradecer el permiso para reproducir las imágenes utilizadas en este libro:

P. 8, *Kama Sutra*. Pintura del álbum, India, c. finales s. XVIII / principios s. XIX. Colección privada. Foto: Werner Forman.

P. 24, Masaccio, *La expulsión de Adán y Eva del paraíso terrenal*, c. 1427. Capilla Brancacci, Santa Maria del Carmine, Florencia. Foto: Biblioteca de Arte Bridgeman.

P. 28, lavabo de avión © Rex Features.

P. 37, reloj de pulsera de caballero, 1940, por Vacherin Constantin de Ginebra y mocasín Baffin de señora, 2001, por Bertie Shoes.

P. 43, comparación de dos caras femeninas. Lámina III, Fig. G de *In Your Face: The New Science of Human Attraction*, 2010, de David Perrett, reproducida con permiso del autor y comparación de dos caras masculinas, ibídem, pág. 81, figura 4·5.

P. 48, Jean-Auguste-Dominique Ingres, *Madame Antonia Devaucay de Nittis*, 1807. Museo Condé, Chantilly. Foto: Biblioteca de Arte Bridgeman.

P. 52, vestido estampado de seda verde de Marni Edition y blusa de seda rosa y negra de Dolce & Gabbana.

P. 55, fachada de la iglesia de Santa Prisca y San Sebastián, Taxco © Mone Rosales / Fotolia.

P. 56, Agnes Martin, *Amistad*, 1963. Pan de oro y yeso incisos sobre tela. Regalo fraccionado y prometido de Celeste y Armand P. Bartos, MoMa, Nueva York © 2011. Agnes Martin/DACS, Londres. Foto: Scala, Florencia.

P. 57, Caravaggio, *Judit y Holofernes*, 1599. Palazzo Barberini, Roma. Foto: Biblioteca de Arte Bridgeman.

P. 59, Scarlett Johansson © Rex Features y Natalie Portman © Getty Images.

P. 84, habitación de lujo en el hotel Park Hyatt de Tokio. Foto cortesía de Park Hyatt de Tokio.

P. 87, Edouard Manet, *Manojo de espárragos*, 1880. Museo Wallraf-Richartz, Colonia. Foto: Erich Lessing/akg.images.

P. 89, «Demostración de la técnica del apretón». Figura 4 de William Masters y Virginia Johnson, *Human Sexual Inadequacy*, 1970. Reproducido con permiso de Hachette Book Group, EE.UU. La cita de la pág. 90 también está extraída de *Human Sexual Inadequacy* [Little Brown and Co., 1970].

P. 116, grupo de mujeres, Yazd, Irán © DB Images / Alamy.

P. 117, chicas tomando el sol, playa de Bondi, Australia © Oliver Strewe / Lonely Planet Images.

P. 120, Sandro Botticelli, *Virgen del libro* o *La Virgen enseñando a leer al niño Jesús*, 1483. Museo Poldi Pezzoli, Milán. Foto: Biblioteca de Arte Bridgeman.

P. 122, *Becky in the Den*, 2003 © Jessica Todd Harper.

Notas

Si te ha gustado este libro y quieres leer más sobre los grandes temas de la vida, puedes encontrar información sobre la serie, comprar libros y acceder a contenidos exclusivos en *www.pan macmillan.com/theschooloflife*.

Si quieres explorar ideas para la vida cotidiana, THE SCHOOL OF LIFE ofrece un programa regular de clases, fines de semana, sermones seculares y acontecimientos en Londres y otras ciudades alrededor del mundo. Echa un vistazo a nuestra tienda y visita *www.theschooloflife.com*.

Cómo Prosperar en la Era Digital
Tom Chatfield

Cómo Pensar Más en el Sexo
Alain de Botton

Cómo Cambiar el Mundo
John-Paul Flintoff

Cómo Preocuparse Menos por el Dinero
John Armstrong

Cómo Estar Mentalmente Equilibrado
Philippa Perry

Cómo Encontrar un Trabajo Satisfactorio
Roman Krznaric